Hans-Ulrich Dapp

Emma Z.

Ein Opfer der Euthanasie

Quell

Textnachweis
Das Gedicht »Wegzeichen« von Erich Fried stammt aus dem Band »Am Rand unserer Lebenszeit«, Wagenbach-Quartheft 156, Berlin o. J., S. 37. Es wurde mit freundlicher Genehmigung des Verlags hier abgedruckt.

1. Auflage 1990
2. Auflage 1991

ISBN 3-7918-1906-2

Einbandgestaltung: Heinz Simon, Quell Verlag
Alle Fotos aus Privatbesitz
Satz und Druck: Quell Verlag, Stuttgart

Inhalt

WEGZEICHEN

Wo noch Lügen liegen
wie unbegrabene Leichen
dort ist der Weg der Wahrheit
nicht leicht zu erkennen
und einige sträuben sich noch
oder finden ihn zu gefährlich

Die Wahrheit dringt vor
und schickt zugleich ihre Sucher
in die Geschichte zurück
und beginnt aufzuräumen
mit den Verleumdungen
und mit dem Totschweigen der Toten

Vieles wird wehtun
manches verlegen machen
aber die Wahrheit ist
der Weg der Notwendigkeit
wenn das Reich der Freiheit nicht wieder
nur ein leeres Wort bleiben soll
und nur ein Gespött
für Feinde und für Enttäuschte

ERICH FRIED

Vorwort

Am 30. April 1967 wurde ich über meine Großmutter Emma aufgeklärt. Ich war gerade 18 Jahre alt, und wir wanderten von der Weinsberger Burg herab, in Sichtweite der Psychiatrie Weißenhof. Dort drüben habe sie gelebt, eröffnete mir meine Mutter unvermittelt (die ihre Schwiegermutter auch nicht mehr kennengelernt hatte) – sie sei aus Überzüchtung ihrer Familie schizophren gewesen, habe als Pfarrerswitwe noch ein uneheliches Kind bekommen und sei dann von den Nazis vergast worden. Und darum sei es so dankenswert, daß wir alle gesund seien, und so wichtig, daß weiterhin frisches Erbgut in die Familie käme. Daß die Fakten so deutlich benannt wurden, erstaunt mich noch heute, aber mein Schülertagebuch belegt es.

Nach diesem Gespräch herrschte wieder lange Zeit Schweigen. Verstohlen schaute ich mir manchmal alte Fotoalben an, scheu und sehr selten fragte ich meinen Vater nach Kindheitserinnerungen, denn es fiel ihm sichtlich schwer, davon zu erzählen. Auch unbewußt muß mich das Gehörte beschäftigt haben. Daß meine Lust an makabren Filmen und Witzen einerseits, am Sammeln trockenster Ahnenforschungsdaten andrerseits auch mit der unbekannten Großmuttergeschichte zu tun habe, das kam mir erst spät in den Sinn.

Doch als ihr hundertster Geburtstag und der fünfzigste Todestag näherrückten, da begann für mich eine fast besessene Spurensuche. Wieviel würde man denn nach so langer Zeit noch herausfinden können? Ich wurde selbst überrascht. Fast alle Orte ihres Lebens liegen in der Nähe – Stuttgart, Weilheim, Kleingartach, Mannheim, Weinsberg, Grafeneck. Aus den Archiven und Einwohnermeldeämtern bekommt man Antwort, wenn man erst die Idee in sich zuläßt, da hinzuschreiben. In einer Psychiatrie findet man hilfsbereite Gesprächspartner, wenn man nur einmal die Hemmung überwindet, dort anzurufen; besonders Dr. Lorenzen in Weinsberg habe ich hier zu danken. Über Grafeneck und die Euthanasie sind unzählige Einzelheiten nachzulesen, wenn man nur in der Buchhandlung das richtige Regal wahrnimmt; Ernst Klees Publikationen und Hinweise halfen mir dabei sehr. Und dann die unvorhersehbaren Begegnungen: es leben ja noch ehemalige Bekannte mit eigenen Erinnerungen! Ich muß sie nur aufsuchen und fragen. Dabei bin ich meinem Onkel Kurt Dapp dankbar, der all diese Recherchen großzügig finanziell unterstützte.

Dieser Weg brauchte den richtigen Zeitpunkt und war für die Generation vor mir vielleicht wirklich noch nicht gangbar. Sicher wird es für manche schmerzhaft, mir zu folgen. Ich höre ihre Frage, ob es gut sei, so weit hineinzugehen, so genau hinzusehen. Ich weiß nur: für mich war es nötig.

Wer dieses Buch liest, geht einen sehr privaten Weg mit. Ich tue beim Schreiben Dinge, die ich erklären muß. Ich spreche die Tote in der Du-Form an, immer wenn ich aus den Quellen keine Antworten auf meine Fragen finde. Das soll keine Totenbeschwörung sein; daß meine Großmutter tot und kein Kontakt möglich ist, will ich respektieren. Aber ich denke, eine Frage zu stellen ohne Antwort ist manchmal besser, als überhaupt nicht nachzufragen.

Weiter nenne ich sie bei ihrem Vornamen Emma. Sie ist zwar genau sechzig Jahre älter als ich, aber beim Lesen der Berichte, beim Aufsuchen der Orte kam ich mir manchmal wie ein Gleichzeitiger vor, der das Kind, die junge Pfarr-

frau, die Verstoßene, das Euthanasieopfer nicht in der Großmutterrolle ansprechen kann, sondern schlicht als Mensch. – Erklärungsbedürftig ist, auch mir selber, meine Annäherung überhaupt. Denn ich kannte Emma nicht mehr, weiß also nicht einmal, ob ich die reale Großmutter gemocht hätte oder gemieden. Hier dagegen gehe ich schreibend und fragend eine sehr enge Beziehung zu ihr ein, ergreife Partei, versuche jeden Weg nachzugehen. Ich spüre dabei um so mehr, eigentlich zum erstenmal, daß sie tot ist – und auch wie sie gestorben ist: daß sie von ihrem deutschen Staat ermordet wurde, daß es aber ihre Familie mitverschuldet, nicht verhindert hat. Ich bin traurig darüber und versuche trotzdem, nicht zu verurteilen.
Das Buch ist etwas in anderer Form, was ich auch beruflich gemacht habe: bei Beerdigungen die mir zugänglichen Linien eines Lebens nachzuzeichnen, in seiner Zeit und seinen Beschränkungen, nicht urteilend, sondern Abschied nehmend. Manchmal werden dort dann Menschen lebhaft, die vorher wie versteinert waren. Sie können erzählen, vielleicht endlich etwas loswerden, wütend oder auch lachend, und sie können dabei wirklich trauern.
Ich habe diese Lebensgeschichte zunächst für meine Familienangehörigen geschrieben. Dankbar bin ich ihnen, daß sie der Veröffentlichung zustimmten. Denn Emmas Ende war ja kein Einzelschicksal. Mindestens 70 000 Euthanasieopfer wurden 1940/41 in den Tötungsanstalten Grafeneck, Bernburg, Hartheim, Sonnenstein und Hadamar ermordet, und wohl ebensoviele noch nach Abbruch der »Aktion T 4«. Vielleicht werden durch das Buch noch andere angeregt, den Spuren ihrer vergessenen Angehörigen nachzugehen. Nicht sie, wir selber brauchen diese Fähigkeit zu trauern.

Hans-Ulrich Dapp

Vorwort zur 2. Auflage

Emma Z.'s Geschichte hat ein positives Echo ausgelöst. Vielfach bestand es in persönlichen Antwortbriefen. Auch andere erzählten von bisher verschwiegenen Schicksalen, und das Befreiende am Mitteilen der Wahrheit war spürbar. Das hat es erleichtert, zu dieser Veröffentlichung zu stehen.

Gegenüber der 1. Auflage wurde nur die Zahl der Euthanasieopfer aus Weinsberg korrigiert. Sie war zu niedrig angegeben gewesen. Sonstige Veränderungen seit Erscheinen des Buchs seien hier kurz aufgezählt.

Im Stuttgarter Mörikegymnasium, dem früheren Töchterinstitut, ging man den Spuren der ehemaligen Mitschülerin nach und fand die alten Klassenlisten. Sie ergaben keinen Anhaltspunkt für den später bescheinigten »angeborenen Schwachsinn«.

Psychiater konnten auch die andere Diagnose aus Weinsberg entschlüsseln: hinter dem Kürzel »3 a« verbirgt sich ein Luesverdacht mit folgender Paralyse. Diese Anfangsdiagnose wurde jedoch später fallengelassen.

In einem Ostberliner Archiv fand man kürzlich verlorengeglaubte Krankenakten von Euthanasiepatienten, auch aus Weinsberg. Ob sich darunter die Akte von Emma Z. befindet, konnte noch nicht ermittelt werden.

In Grafeneck steht seit 1990 eine große Gedenkstätte. Bei ihrer Einweihung erwähnte Landesbischof Sorg auch Emma Z. als ein Beispiel der dort getöteten 10654 Menschen. Auch in Weinsberg wurde von einem Patienten ein eindrückliches Denkmal geschaffen; in Pirna ist ein Gedenkpark in Vorbereitung.

Tübingen, Juni 1991 *Hans-Ulrich Dapp*

Kindheit (1889-1904)

»Nr. 796. Stuttgart, am 16ten Maerz 1889.
Vor dem unterzeichneten Standesbeamten erschien heute, der Persönlichkeit nach durch frühere Einträge anerkannt, der praktische Arzt, Doktor medicinae, Adolf Zeller, wohnhaft zu Stuttgart, Alleenstraße 28, evangelischer Religion, und zeigte an, daß von der Emma Zeller, geborener Binder, seiner Ehefrau, evangelischer Religion, wohnhaft bei ihm, zu Stuttgart in seiner Wohnung am elften Maerz des Jahres tausend acht hundert achtzig und neun, nachmittags um zwölfeinhalb Uhr ein Kind weiblichen Geschlechts geboren worden sei, welches die Vornamen Emma Sofie erhalten habe . . .

Der Standesbeamte. In Vertretung: Pfleiderer«

Das ist die erste amtliche Spur, die Emmas Leben zog. Am Montag war sie geboren, doch erst am Samstag gemeldet worden. Der Vater hatte dringendere Sorgen: seine Frau schwebte in akuter Lebensgefahr. Emmas sechs Jahre ältere Schwester Helene notiert in ihren Erinnerungen:

»Im Feb. 89 glitt unser Mutterle in gesegneten Umständen bei Glatteis aus, muß sich innerlich verletzt haben. Am 11. 3 .89 kam unsre Emma z. Welt, am 20. starb unsre Mutter von uns 5 Kd. weg. An jene Tage erinnere ich mich gut. Im gr. Schlafzimmer lag unser Mutterle u. nahm Abschied von ihrem Häuflein. Ich saß auf ihrem Bett, genoß ›süß Eis‹ u. mahnte: ›Gell, wenn du sterbsch, bringst uns auch was mit!‹ . . . Dann brachte man uns Kinder zu Tt. Auguste eine Treppe höher, nur z. Schlafen kam man herunter, bis alles vorbei war. Mir schiens lang. ›Ist's Mutterle jetzt gesterbt?‹, so empfing ich Tt. Sofie, als sie uns holte. Noch seh ich Vater am Tisch sitzen, ich hole das Andachtsbuch her, verstand ja alles nicht. Dann sehe ich Karl mit dem Ranzen heimkommen. Den wirft er in 1 Eck u. weint los; ich versteh nt. warum. 2 Tg. später wird das ›Emmale‹, das winzige, am Sarg der Mtt. getauft. Dann kam die mutterlose, schreckliche Zeit.«

Mit elf Tagen, an einem Freitag, wird Emma in der Hospitalkirche getauft, und sie erbt dabei die beiden Vornamen ihrer Mutter – genau wie einst deren Mutter an ihrer Geburt gestorben war und ihr die Namen hinterlassen hatte! Die Taufe des Kindes ist zugleich Trauerfeier für die Mutter, mit reger Anteilnahme der großen Verwandtschaft und des Bekanntenkreises, und so erhält Emma laut Taufregister elf Paten! Die Taufe nimmt der Degerlocher Pfarrer vor, ein Schwager des Vaters.
Emmas Mutter war eine Cousine ihres Mannes gewesen, Pfarrerstochter aus Amstetten. Sie hatte den Vetter, der früh verwaist war, im Haus von Ulmer Verwandten kennengelernt. Er wollte mit ihr nach der Heirat in ein tropisches Land ziehen und dort als Missionsarzt arbeiten. Doch eine Diphtherie zwang ihn, diese Pläne aufzugeben. So wurde Adolf Zeller »Assistent« (Oberarzt) am Stuttgarter Diakonissen-Krankenhaus.
Von einer Russin aus Königin Olgas Gefolge kaufte er das geräumige Haus in der Alleenstraße (heute Geschwister-Scholl-Straße, das Grundstück ist nur noch ein Firmenparkplatz gegenüber der Universität). Schon vor Emma waren fünf Kinder geboren worden: Karl 1881, Helene 1883, Theodor 1885 (gestorben 1888), Adolf 1886 und Martha 1887. Als die Mutter nach zehnjähriger Ehe starb, war sie erst 29 Jahre alt, der Vater 37.

Ich fand nur mit Mühe ein Bild deiner leiblichen Mutter, Emma, du kanntest sie ja auch nur von solchen Fotografien. Welches Bild hat sich deine Phantasie beim Heranwachsen von ihr gemacht? Mußtest du dich schuldig an ihrem Tod fühlen? Spürtest du unbewußte Vorwürfe des Vaters, der sie anscheinend zärtlich geliebt hatte? Oder mal-

test du sie dir als eine Art idealen Schutzengel aus, wie es bei Kindern verstorbener Mütter naheliegt? Jedenfalls: Muttermilch konntest du nie bekommen. Hat schon das deine frühe Kindheit belastet? War die Verwandtenehe deiner Eltern tatsächlich auch eine bedrohliche Hypothek? Dein Vater sah wohl eine Art Sündenfall darin, der sich bis ins fünfte und sechste Glied rächen konnte. Mir wurde die Angst vor Inzucht und Degeneration noch vermittelt, und auch bei deiner späteren Psychiatrieaufnahme gehörte diese Heirat von Vetter und Base zur Anamnese belastender Faktoren.

Vater Zeller zieht nun mit seiner Familie vom ersten in den zweiten Stock um, damit ihn nicht alles an seine Frau erinnert. Zwei Tanten versorgen die Kinder. Eine andere »Tante« dagegen, Sophie Kruck, eine Freundin der Mutter, verschwindet zunächst aus dem Haushalt, um erst im nächsten Jahr als Stiefmutter und Frau Dr. Zeller wiederzukehren. Mutter Zeller soll sie selbst auf dem Sterbebett zu ihrer Nachfolgerin bestimmt haben. Sonst gehören zum Haushalt noch zwei Hausmädchen und ein Kutscher mit zwei Pferden.

Adolf Zeller unternimmt diesen Sommer 1889 eine Verwandtenreise in die Schweiz, und die »Großen«, Karl und Helene, dürfen ihn begleiten. Helene übersteht unterwegs eine Gehirnentzündung. Aus ihren Erinnerungen:

»Nach langer Reise kehrten wir heim, ich neu geschenkt. Es ging bis zum nächsten Frühjahr, im Februar verlobte sich Vater mit Tante Sophie Kruck. Es war für sie keine Kleinigkeit, sie hat es mir später oft gesagt in manchen Nöten: andre dürfen mit dem Mann allein anfangen, sie mit 5 Kindern . . . Vater stellte keine kleinen Anforderungen. Aber was anderen schwer dünkte, war

für sie der Grund zum Jawort: die Kinder. Nicht trotz, sondern wegen der Kinder heiratete sie und nahm nicht, wie viele zweite Mütter, die Kinder, sondern den Mann in Kauf... Unsre erste Mutter war die erste Liebe, die zweite nicht. Wir Großen haben aber viel Mutterliebe empfangen, erst als das eigene Kind kam, wurden Nöte offenbar.« (Letztes war Margarete, geboren 1894.)
»Deutlich steht mir noch der Hochzeitstag, 12. 6. 90, im Gedächtnis. In Gerlingen, in Großmutters Haus, es war ein strahlender Tag. In der Frühe fuhr Tante ›Kußnelke‹ (Thusnelde) mit uns Kindern heraus. Die Trauung kann ich mir noch gut denken, nicht aber, daß unser Adolf mit schallender Stimme in das Ja einstimmte. Ich soll das Röckle gelupft, aus der Tasche ein Stück Hefekranz geholt und ihm in den Mund gestopft haben. Im Doktors-Grasgarten spielte Groß und Klein, mir denkt ›Der Fuchs geht rum‹. Die Eltern machten Hochzeitsreise nach Baden-Baden und Gernsbach. Dann kam der Alltag.«

Sophie Kruck ist 34, als sie den 38jährigen Adolf Zeller heiratet. Sie war schon zu Mutter Emmas Zeiten im Haus gewesen und Tante genannt worden. Auch ihre schlichtfromme Mutter Margarete in Gerlingen hieß bereits vorher bei den Zellerkindern Großmutter und war sehr beliebt, stirbt jedoch 1892, als Emma erst drei ist. Sophies Vater Georg, Ökonom und Kirchengemeinderat, ist schon tot; ihr Bruder, Onkel Fritz, ist Lehrer in Böblingen und nimmt bald den Stiefneffen Karl in Obhut, um ihn aufs Landexamen vorzubereiten. Denn Sophie muß beim Ältesten kapitulieren: »Ich kann den Buben nicht erziehen!«
Nach der Hochzeitsreise schickt Vater Adolf das neue »Mutterle« mit den Kindern in ein Forsthaus auf der Solitude zur Sommerfrische. Das mag die Zeit von Emmas ersten eigenen Schritten sein.
1891 läßt der Vater Veranden ans Haus bauen und Parkett legen. Mieter und Mitbewohner sind Weizsäckers mit ih-

ren drei Söhnen Karl, Ernst und Viktor. Herr von Weizsäkker war damals Ministerialrat, später Ministerpräsident; Viktor, der spätere Psychiater, wird Spielkamerad des kleinen Adolf. Die Zellers gehören eindeutig zum Großbürgertum. Auch ein Ministerialrat B., später Eisenbahnpräsident, wohnt im Haus; im Parterre lebt noch die Mutter des Kutschers.

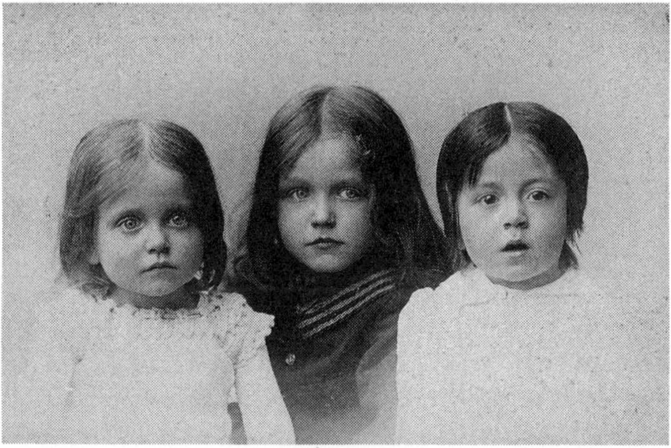

Ein Foto, das etwa von 1891 stammt, reiht die jüngsten Geschwister auf: alle sehr ernst, jedes ganz individuell – die zweijährige Emma im weißen Häkelkleid ängstlich, die Unterlider etwas hängend; der vierjährige Adolf hinreißend mit mädchenhaften langen Mittelscheitelhaaren, aber in »männlichem« Matrosenanzug; Martha dunkeläugig, im Gegensatz zum Bruder mit kurzgeschnittenem Haar.
Um diese Zeit herum, ausgerechnet während des Umbaues, bekommen alle Kinder Diphtherie, besonders schwer die kleine Emma. Assistenzarzt Mayer, von ihr »Dotte-

mayer« gerufen, kommt jeden Morgen, um den Kindern die Hälse mit »Höllenstein« zum Abschwellen zu pinseln, und er tut das offenbar schonender als sein Chef, der Vater Zeller. Das Kindermädchen Julie liest und spielt mit der kranken Geschwisterschar Märchen aus Tausendundeiner Nacht und verursacht manche fiebrigen Alpträume damit. Eine andere Haushaltsstütze dieser Zeit ist Cousine Clara, etwas beschränkt, daher im eigenen Elternhaus nicht geduldet, aber auch mit den Zellerkindern überfordert.

Wie hat man sich nun den Alltag vorzustellen? Bei gutem Wetter geht die Kinderschar in die nahen Anlagen, mit Kindermädchen, Puppenwagen und Vesper, oder man läuft Stelzen mit den Nachbarkindern. Daheim werden die Mädchen zum Stricken angehalten, was Helene zu dem »gottlosen« Ausspruch reizt: »Wenn e no blind wär, daß e nemme stricken müßt!« Sie lernt auch Klavier spielen bei einer Generalsgattin, die ihr vorwiegend Opernmelodien beibringt, was sonst nicht Stil des frommen Hauses ist. Morgen- und Abendchoräle haben die großen Kinder noch von ihrer leiblichen Mutter im Ohr. Die tägliche Lesung der Hausandacht aus einem Buch ist Sache des Vaters.

Sonntags hören die Großen die prominenten Prediger Stuttgarts, bis 1890 etwa noch Hofprediger Gerok. Die Kleinen besuchen den Kindergottesdienst im Waisenhaus, später die Sonntagsschule in der Torstraße. Die kleineren Spaziergänge finden die Kinder langweilig, aber oft, wenn der Vater frei hat, gibt es größere Unternehmungen, z. B. Wanderungen nach Ludwigsburg oder Pferdefahrten nach Böblingen. Das Schönste sind ausgedehnte Albtouren: einmal, als Margarete erst sechs ist (Emma also zehn), wird neun Stunden ohne Einkehr gewandert! Einziger Luxus ist etwas Schokolade zum Vesper. – Nur sonntags ist auch das

Lesen erlaubt, und die Mädchen lieben besonders die Bücher von Tony Schuhmacher, deren »Turmengele« in Stuttgart spielt.

Ihr kleineren Schwestern hattet wenig Förderung, schreibt Helene. Sie war die Begabteste daheim, und die beiden Söhne wurden auch schon als Achtjährige in die Böblinger Pension geschickt und auch dort konfirmiert. Wie war das für dich? Hast du sie beneidet und im Blick aufs eigene Leben früh resigniert?

Nach kurzer Zeit auf einer Elementarschule werden die Mädchen ins Evangelische Töchterinstitut der Altpietistischen Gemeinschaft in der Paulinenstraße geschickt. Helene schreibt:

»Als ich in die 7. Klasse ging, kamen Martha & Emma in die 1. Bei Beiden war es keine Glanzzeit. Emmale war so klein, daß sie durch die Bank unten heraus fiel. Der Mund ging gut, aber es wurde den Eltern geraten, daß sie die 2. Klasse wiederholen soll. Martha war schwerfällig. Der Hauptfehler in unser aller Jugend war der fehlende Friede in der Familie.
Vater war sehr gewaltig, Mutter ebenso empfindlich und mißtrauisch. So kam es, daß wir Kinder einen inneren Knick bekamen, nicht offen sein konnten aus viel Furcht. Namentlich hatte Vater – gewiß aus manchen Erfahrungen heraus, aber doch so ganz unberechtigt – eine große Angst, wenn Brüder und Schwestern beisammen waren, schon wirklich früh fing das an, erstreckte sich dann später auf die ganze männliche und weibliche Jugend. Ich glaube nicht, daß Mutter von diesem Mißtrauen angesteckt war, wohl war es aber auch Mißtrauen, daß sie immer fürchtete, wir Kinder untereinander und erst recht, wenn wir mit Vater waren, werden nur über sie kritisieren. Das gab dann eben dies Verbogene, die Minderwertigkeitskomplexe . . .«

Adolf Zeller hatte einst schon mit elf Jahren den Vater verloren, dessen Namen er ererbt hatte, ebenfalls einen Arzt an der Kochendorfer Saline und später in Heilbronn. Die neun Kinder wurden auf verwandte Familien verteilt, Adolf kam zu einem Präzeptor in Pension, wie er es später für seine beiden Söhne auch verfügte, und anschließend ins Uracher Seminar. Er legte sich eine umfassende Bildung zu, entwickelte aber ein eigensinniges, wohl tyrannisches Wesen. Schon als Medizinstudent wurde er Assistent des Tübinger Schloßlaboratoriums, nach der Heirat 1879, als sich seine Tropenpläne zerschlagen hatten, bald Oberarzt in Stuttgart. Um die Jahrhundertwende überwarf er sich mit seinem Chef und wurde Krebsforscher mit eigenen Instituten in Heidelberg und Weilheim. Schon 1877 hatte er seinen eigenen Schwiegervater Binder seziert und dessen Krebs untersucht. Wie bedeutend seine Forschungen waren, kann ich nicht beurteilen; seine Rezepturen »Cinnabarsana« und »Nacasilicium« waren noch bis zum Zweiten Weltkrieg in Gebrauch.

Der Vater, Emma, dein erster Inbegriff eines Mannes – wie war er zu dir? Seinem Ehrgeiz hattest du wenig zu bieten. Die legendären großzügigen Studienreisen schenkte er nur den drei Großen. Konnte er auch ein Vater zum Anfassen sein? Brachte er dich immer mit dem Verlust seiner geliebten ersten Frau in Verbindung? Wie stark hat seine tyrannische Art deine Haltung zu Männern geprägt – und dein Gottesbild?

Emmas Konfirmation am 10. April 1904 markiert das Ende der Kindheit – das Mädchen ist fünfzehn. Zuständig ist wohl wieder die Hospitalkirche, doch das Konfirmandenregister mit dem Denksprucheintrag ist im Zweiten Weltkrieg verbrannt. Helenes Memoiren erwähnen derartige Familienfeiern nicht, nur, daß ihr selbst ihre Konfirmation wenig bedeutete. Die Brüder waren jedenfalls in Böblingen als Pensionszöglinge eingesegnet worden, und bald danach brachte sie die Mutter ins klösterliche Internat Maulbronn. Die Konfirmationen der Töchter jedoch finden wohl in der eigenen Kirche, die Feste im eigenen Haus oder in einem Gasthaus statt. Wie viele der einstigen elf Paten sind wohl dabei?

Die Zellers

In Emmas Familie herrschte ein ausgeprägter Sippenstolz. Die Zellers führen ihre Abstammung auf einen Konrad Zeller zurück, der nach 1538 als Steinmetz und Baumeister am Bau der Singener Burg Hohentwiel mitarbeitete. Er stammte aus Martinszell bei Kempten im Allgäu, sein Familienname war vom Ortsnamen abgeleitet. Als Steinmetzzeichen hat er ein blitzförmiges »Z« hinterlassen; Familienwappen wurde allerdings eine sechsblättrige Rose auf rot-weißem Schild.

Sein einziger Sohn Hans wurde evangelisch; auch er war Maurer. Dessen erster Sohn Johannes wie auch der gleichnamige älteste Enkel wurden Pfarrer, und seit damals brachten die Zellers zahlreiche württembergische Geistliche hervor. Von den elf Kindern des jüngeren Johannes eröffneten die Söhne Johann Konrad, Christoph, Johann Ulrich und Johannes je eine nach ihrem Wirkungsort genannte Bebenhäuser, Denkendorfer, Stuttgarter und Maulbronner Linie. Die Töchter, die ja den Namen nicht vererbten, werden bei der herkömmlichen Ahnenforschung vernachlässigt.

Emma Zeller entstammt nun der Denkendorfer Linie des Propstes Christoph Zeller, der um den Dreißigjährigen Krieg herum lebte und 16 Kinder hatte. Infolgedessen teilen sich danach wieder »Äste«, und zwar ein Bietigheimer, ein Untertürkheimer und ein Lauffener, dem Emma zugehört, übrigens über beide Eltern, die ja Vetter und Cousine waren. Sie zählt zur 13. Generation (13. Grad genannt). Den Familiennamen hat sie dann später nur ihrer nachehe-

lich geborenen Tochter Ruth weitervererbt, und diese wiederum ihrem Sohn, der nun der einzige Namensträger unter allen Nachkommen ihres Elternhauses ist, denn ihre Geschwister blieben kinderlos.
Die Zellers bilden einen »Martinszeller Verband« mit Vorstand, »Zellerbuch« und regelmäßigen »Zellertagen«. Stolz ist der Verband besonders auf den »Vater der Rettungshäuser«, Christian Heinrich Zeller von Beuggen (1779-1860), und auf den Direktor der »Irrenanstalt« Winnenthal, Albert Zeller (1804-1877), der das »Zellerlied«, den Choral »Hindurch, hindurch mit Freuden« verfaßte, aber auch auf heutige Prominente des württembergischen Geisteslebens.
Das Familienbewußtsein der Zellers tendiert wohl dazu, Erbfaktoren im Guten wie im Belastenden eine große Bedeutung zuzumessen. Einer traditionsreichen Sippe anzugehören, das wurde zur Norm, zur vielleicht auch bedrükkenden Erwartungshaltung an die Kinder. Man vergißt leicht die Überzahl der anderen Vorfahren, deren Namen man nicht geerbt hat, man übersieht noch leichter die ebenfalls prägenden Umwelteinflüsse – Erziehung, Schicksalsschläge, Zeitgeist –, und so ist man bei individuellen Auffälligkeiten und reaktiven seelischen Erkrankungen schnell mit der Diagnose »Erbkrankheit« zur Hand. Wieviel Rivalität, wieviel Sexualangst und -neid sich auch hinter solcher Diagnose verstecken kann, das wird an Emmas Leben erschreckend deutlich. Und wenn diese innerfamiliäre Neigung zu Erbangst und Erbstolz dann noch zusammentrifft mit einer Staatsideologie von Rasse, Blut und Boden, Entartung, Eugenik und Euthanasie, dann droht den »Belasteten« der Tod.

Jugend (1904-1912)

Über die Jugendzeit von Emma Zeller, hier von der Konfirmation bis zur Hochzeit gerechnet, habe ich sehr wenig in Erfahrung bringen können. Auch Helene erzählt als Familienchronistin wenig, obwohl sie nach dreijähriger Lehrerinnenausbildung in Kaiserswerth vorerst wieder Haustochterpflichten daheim übernimmt.
Die Familie wohnt nun doch wieder im bequemeren ersten Stock in elf Zimmern, als Zugeständnis an Sophie Zellers Asthma. Die Brüder sind fort im Internat, bringen also auch keine interessanten Kameraden mit heim, was im übrigen ja auch das krankhafte Mißtrauen Vater Zellers zu verhindern wüßte. Eine Tanzstunde erscheint mir im altpietistischen Töchterinstitut undenkbar. Überhaupt weiß ich nicht, wie lange Emma die Schule noch besucht. Eine gestochen schöne Schrift hat sie sich dort angeeignet, wie die drei einzigen Dokumente von ihrer Hand, die nicht verbrannt sind, bezeugen können.
Wer kann das Mädchen in intimen Fragen beraten? Ist Mutter Sophie da gesprächsfähig, kann sie ihr ein positives Verhältnis zum Frau-Sein vermitteln? Helene erwähnt eine andere mögliche Vertrauensperson:

»Wenn ich an unsere Kinder- und Jugendzeit denke, muß ich zunächst noch unserer treuen Frau Pauline Hahn ein Denkmal setzen . . . Zu allen Gelegenheiten war Frau Hahn *die* Hilfe, Kinder hüten, Flicken, Bügeln, Dasein, wenn Mutter einmal nicht konnte. Frau Hahn saß still da mit ihrem Flickkorb, wir drum herum. Man konnte alles bei ihr abladen. Alles! Unsre Buben als Studenten, ich als Seminaristin – jedes hatte den Weg zu ihr . . . Unser Hahnele kannte alle unsre Nöte, erlebte ja viel mit, riet, beruhigte, tröstete, alles vom Innersten her ohne viel fromme Worte. Sie war für uns alle eine treue Freundin.«

Wie steht es mit Emmas Gesundheit? Eine ältere Verwandte meint sich zu erinnern, sie hätte an der Basedowschen Erkrankung gelitten, also an einer körperlich und seelisch sich auswirkenden Schilddrüsendysfunktion. Ich kann es nicht nachprüfen. Die auffallenden Schatten unter den Augen, die viele Fotos zeigen, könnten darauf hinweisen, wie auch der oft hochgeschlossene Kragen.
Wie wird eigentlich in diesen Jahren ihrer Meinungsbildung daheim politisch gedacht und geredet? Wie spricht man über Kaiser Wilhelm, die Kolonial- und Flottenpolitik? Nimmt man Anteil am Stuttgarter Hofklatsch? Am Hofleben selber wohl nicht. Wie wird über Sozialdemokraten gesprochen – Blumhardt den Jüngeren, Wilhelm Keil? Und wie über Juden? Leider schweigen dazu alle Aufzeichnungen.
Im Jahr 1906 verläßt die kleiner gewordene Familie das Stuttgarter Haus, in dem Emma siebzehn Jahre zugebracht hat – ein Drittel ihrer gesamten Lebensdauer! Mit Rücksicht auf Mutter Sophies verschlimmertes Asthma bezieht man ein Haus oben in Degerloch, also am luftigeren Stadtrand. Über diese Zeit existieren keine Spuren mehr. Doch das Stadthaus bleibt noch in Adolf Zellers Besitz und wird im Ersten Weltkrieg wieder bezogen.
Als sie zwanzig ist, zieht Emma dann mit ihren Eltern ganz aus Stuttgart weg in die Kleinstadt Weilheim unter der Teck. Vermutlich verläßt sie die Großstadt nur ungern. Ihr Vater hat in Weilheim ein Krebsforschungslabor. Am 26. Mai 1909 bezieht er mit seiner Familie das dortige Forsthaus.

Hier in Weilheim ist vom 14. Oktober 1908 bis zum 30. Juli 1909 der 28jährige Eugen Dapp aus Reutlingen als Stadtvikar tätig. Er scheint am Ende dieser Zeit die neuzugezogene Arztfamilie besucht zu haben.

Wann hast du ihn das erstemal gesehen, Emma? Wart ihr gemeinsam bei ihm im Gottesdienst? Er soll etwas trocken und lehrhaft gepredigt haben. Gefiel er dir? Der Gedanke an einen Pfarrer war ja in deiner Zellerfamilie nicht ungewöhnlich. Als er euch seine Aufwartung machte, unterhielt er sich da mit deinem Vater auch über Medizinisches? Er litt unter Netzhautablösung am rechten Auge und war während seiner acht Vikariatsjahre, die er auf neun Stellen zubrachte, auch zwei Jahre krankheitshalber beurlaubt. Eigentlich hat er sich für Helene interessiert – war sie zufällig gerade auf Heimaturlaub? Erwiderte sie seine Neigung? Oder gab sie es selbst eurem Vater ein, daß sie andere Pläne hatte? Der jedenfalls verfügte, daß du und nicht sie zur Heirat in Frage kämest. Und alle fügten sich: Eugen Dapp, dem später seine Mutter vorgeworfen haben soll, er habe sich mit der weniger gesunden und klugen Braut übervorteilen lassen; du, die du dich ja als »zweite Wahl« fühlen mußtest; Helene, die ehelos blieb, dich später aber entmündigen ließ und deine Kinder erzog. Wäre es nicht besser gewesen, eins von euch hätte sich direkt gewehrt? Oder gelang es euch tatsächlich in eurer Ehe, aus der Pflicht eine Neigung zu machen? Eure gemeinsamen Fotos sehen nicht so aus.

Eugen Dapp versieht noch zwei Pfarrverwesereien, in Steinkirchen und Nordhausen, ehe ihn König Wilhelm am 12. September 1910 auf die Stadtpfarrersstelle von Klein-

gartach bei Heilbronn ernennt – die Majestät ist ja gleichzeitig evangelischer »Kirchenpräsident«. Jetzt kann der 30jährige Pfarrer nach damaligen Gepflogenheiten offiziell auf Brautschau gehen, denn seine Zukunft ist gesichert. Ob er sich schon festgelegt hat oder ob auch andere Bräute in Frage gekommen wären, ist unbekannt – jedenfalls erinnert er sich spätestens jetzt wieder an das Doktorhaus in Weilheim. Und dort wird im Jahr 1911 Verlobung gefeiert. Das Paarfoto zeigt Emma und Eugen stattlich und ernst, die Gesichter verraten wenig. Auf einer Aufnahme mit den Gästen dagegen wirkt Emmas Gesicht traurig-ergeben. Eine spätere Briefstelle ihres Bruders Adolf deutet an, daß sie in der Ehe nicht glücklich ist.
Die Jugendzeit Emmas ist jedenfalls vorbei. Sie wird ihre Haushaltsfähigkeiten ergänzt haben. Anstandsbesuche beim Konsistorium und in der weiteren Verwandtschaft sind ebenfalls fällig, und wohl auch ärztliche Konsultationen.

Emmas Mann

Emmas Mann Eugen Dapp war am 29. Oktober 1880 in Calw geboren worden. Väterlicherseits entstammte er der seit 1671 am Balinger Albrand nachgewiesenen Familie Dapp, Kleinbauern, Zieglern, Bierbrauern, unter denen sein Vater Johann Martin Dapp der erste Akademiker war. 1882 kam er als Präzeptor ans Reutlinger Gymnasium und unterrichtete Mathematik. Von Reutlingen stammte auch seine Frau Pauline geb. Grötzinger. Eugen wuchs mit sieben Geschwistern in der Georgenstraße 2 auf; er war das sechste von zwölf Kindern, von denen allerdings vier früh starben.

Eugen begann 1898 in Tübingen Theologie zu studieren, unter anderem bei Adolf Schlatter. Sein »Studien- und Sittenzeugnis« vermeldete »nichts Nachteiliges«. 1900 starb in Reutlingen der Vater mit 57 Jahren. Eugen legte die Erste Dienstprüfung im August 1902 mit »befriedigend« ab und wurde am 5. September in Reutlingen ordiniert. Danach hatte er insgesamt neun Vikarsstellen zu versehen, unter anderem auch in Weilheim, sowie eine Hauslehrerstelle auf der Nippenburg. Diese Zeit von 1902 bis 1904 war eine Beurlaubung aus dem kirchlichen Dienst aus gesundheitlichen Gründen. Er litt an einer Netzhautablösung und darüber hinaus überhaupt an der Last des Amtes, besonders der Predigt.

»Es ist der Wunsch meiner Eltern gewesen, daß ich Theologe werden sollte. Ich wußte damals schon, was für ein schweres Amt das Pfarramt ist, und habe mich nur ungern dazu entschließen können. Ich hoffte aber zu Gott, daß mit den Jahren auch die Freudigkeit zum Amt kommen werde, sowie die nötigen Gaben und Fähigkeiten«, teilte er sehr offen seiner späteren Gemeinde mit. In Hildrizhausen wurde er beurteilt: »Die Seelsorge ist ihm angelegen, doch scheint es ihm schwer, an die Leute hinzukommen.« »Teils wohl infolge schüchterner Naturanlage in seiner amtlichen Tätigkeit etwas unbeholfen«, fügte der Dekan dem Zeugnis hinzu.

Im Juli 1906 leistete er einen freiwilligen Lazarettkurs in Ulm und wurde der Ersatzreserve zugewiesen. Kriegsdienst blieb ihm erspart.

Von Weilheim aus (1908/09) begann er sich vergeblich um zahlreiche ausgeschriebene Pfarrstellen zu bewerben – noch bevor er seine Braut kennenlernte.

Schließlich wurde er am 12. September 1910 zum »Stadtpfarrer« der 900-Seelen-Gemeinde Kleingartach ernannt und bezog am 12. Oktober das Pfarrhaus. Es war Mittwoch. Bis zur Investitur am Sonntag waren bereits Religionsunterricht, Kinderlehre und eine Trauung zu halten. Treulich trug er alle Themen in den Pfarramtskalender ein, auch, daß er eine Unterrichtsreihe über die Zehn Gebote einmal durch eine Zauberstunde unterbrach!

Ein Urlaubsantrag in seinen Personalakten geht vom 6. bis 27. September 1911 mit dem Ziel Reutlingen. Das könnte – ein gutes Halbjahr vor der Heirat – der Zeitpunkt der offiziellen Verlobung gewesen sein.

Am 9. Februar 1912 beantragte Eugen Dapp beim Konsistorium die Erlaubnis, Frl. Emma Zeller zu heiraten. Mit Befürwortung seines Brackenheimer Dekans wurde der Antrag in Stuttgart am 12. Februar genehmigt. Vom 23. April bis 8. Mai erhielt er Urlaub zur Heirat und zur Hochzeitsreise.

Ehe und Jahre in Kleingartach (1912-1922)

Die Hochzeit von Emma und Eugen Dapp findet am Donnerstag, 25. April 1912 in Stuttgart statt. Die einzige noch erhaltene Aufnahme davon zeigt nur das Paar selbst. Weißes bodenlanges Kleid mit Schleier und Blumenkranz für die Braut, »Vatermörder«-Stehkragen, knielanger Gehrock, Fliege und Veilchenanstecker für den Bräutigam, das war wohl damals eine übliche Ausstattung. Beide schauen sehr ernst, stehen einander ganz leicht zugeneigt vor einem Palmkübel im Hof des kirchlichen Stuttgarter Gasthauses »Furtbachhaus«. Eugen sieht stattlich aus und hat einen feinen Zwicker auf der Nase. Emma läßt den Mund hängen und schiebt die Unterlippe vor, unter den Augenbrauen und Unterlidern ist viel Schatten. Glücklich sieht keins aus – daß sie nur sechseinhalb Ehejahre haben werden, ahnt indes noch niemand.
Es gibt nicht mehr viele Spuren dieses Tages. Die Einträge über die kirchliche Trauung sind verbrannt. Doch Helenes Memoiren teilen kurz mit, daß sie in der Leonhardskirche stattfand, und zwar durch Bruder Adolf Zeller. Der hatte zwei Tage zuvor die Familie vertreten, als der älteste Bruder Karl in Basel seine Frau Helene geb. Ensinger geheiratet hatte. Dieses Paar war nun per Bahn mitgekommen, und so konnte eine große Doppelhochzeit gefeiert werden. Sie scheint allerdings durch einen Streit überschattet worden zu sein. Karls Frau schreibt von »seltsamen Sparmaßnahmen des Vaters mit einer einzigen Hochzeitskutsche«, die wohl zur Auseinandersetzung zwischen Vater und Kindern

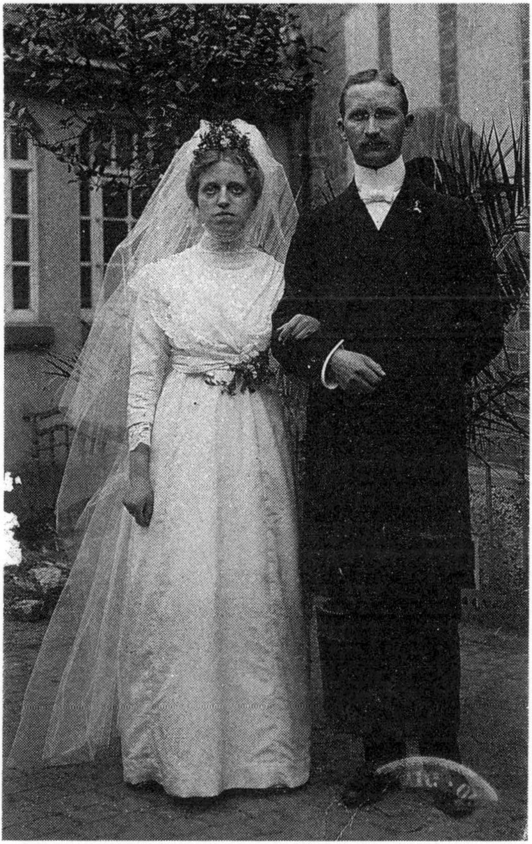

führten. Ergebnis war, daß er dem Fest fernblieb und Mutter Sophie alles still zuzudecken versuchte.
Eine Darbietung aus dem Furtbachhaus ist noch erhalten. Emmas Vetter Adolf Gehring gab ein Lied zum besten, in dem er sich das Kennenlernen der beiden auf seine Art ausmalte:

Es steht ein Haus im Unterland, da wohnt ein Pfarrer drin.
Und Gartach wird die Stadt benannt, ist kleiner als Berlin.

Der Pfarrer sitzt auf seinem Stuhl und kaut am Federkiel;
er schaudert ob dem Sündenpfuhl, darein so mancher fiel.

Der Menschheit Jammer ficht ihn an:
»Ich halt's nicht länger aus,
ich hole jetzt per Eisenbahn mir eine Frau ins Haus.«

Am Albrand steht ein Doktorhaus zu Weilheim unter Teck.
Ein Fräulein guckt zum Fenster raus, mit oder ohne Zweck:

»Wer schreitet da so schmuck daher?« Das ist der Herr Pastor.
Dem Mägdlein wird das Herze schwer. Der Pastor schaut empor:

»Grüß Gott euch, holdes Jüngferlein, ich heiße Eugen Dapp,
und wollet ihr Frau Pfarrer sein, so kommt zu mir herab!«

Die Jungfrau rötet sich und lacht: »Ei ja, ich schlage ein!
Schon lang hab ich mir's ausgedacht: es muß ein Pfarrer sein!«

Vom Kirchturm kräht's der Gockelhahn,
der Spatz pfeifts auf dem Dach:
»Soeben kommt per Eisenbahn die Pfarrfrau von Gartach!«

Und der dies neue Lied gemacht, war bei den Solidaten:
ihm hat's in sternenheller Nacht ein Papagei verraten. –

Die anschließende Hochzeitsreise führt das Paar nach Brunnen in der Schweiz.

Sexualität – zu eurer Zeit das Tabu-Thema. Die Scheu, danach zu fragen, teilt sich mir mit. Du bliebst die einzige von euch vier Schwestern, die heiratete, und das einzige unter allen sieben Geschwistern, das Kinder hatte. Wurdest du darum beneidet? Fühltest du dich auch selbst bevorzugt und beneidenswert? Bis du schwanger warst, hat es ziemlich genau ein Jahr gedauert. Warst du tatsächlich »guter Hoffnung«, als Siegfried sich ankündigte?

Am 8. Mai dürfte Emma mit ihrem Mann im neuen, noch kleineren Wohnort angekommen sein. Kleingartach, ein Städtchen an der Lein zu Füßen des Heuchelbergs, hatte damals vor dem Ersten Weltkrieg 900 evangelische Gemeindeglieder.

Auskunft über das Leben der Pfarrersleute erhielt ich zunächst aus den noch vorhandenen Amtskalendern, Kirchengemeinderatsprotokollen und auch aus Eugen Dapps Personalakten auf dem Oberkirchenrat. Daraus ergibt sich allerdings nur eine Außenansicht, die zudem mehr über Eugen als über Emma sagt. Die Hauptereignisse können von daher ausgeleuchtet werden.

Unerwartet fand ich jedoch auch eine Gewährsfrau für Emmas Leben in Kleingartach. Frieda geb. Sauter, eine 88jährige, hatte als 13jähriges Mädchen ein Jahr lang im Pfarrhaus mitgeholfen und erzählte mir gern davon.

Vater Sauter war Amtsdiener auf dem Rathaus, die Mutter versorgte eine zahlreiche Kinderschar und den Kuhstall. Dorthin kam Emma abends zum Milchholen und fand in der lebenserfahrenen Bäurin eine Art Vertraute, die sie vieles fragen konnte, gerade als es dann um Schwangerschaft und Kinderpflege ging. Tochter Frieda kam als Achtkläßlerin von 1913 bis 1914 tagsüber zum Helfen in den Pfarrhaushalt, später gefolgt von ihrer jüngeren Schwester Caroline.

Das Pfarrhaus, mittlerweile abgebrochen und durch ein Bankgebäude ersetzt, hatte zwei bewohnte Stockwerke. Im ersten befand sich das Amtszimmer, in dem auch gegessen wurde, und die Registratur; dazu eine große Küche, in der

meist die Mesnerin Mina kochte, ein Vorrats- und ein Eindünstraum. Als erste im Dorf kochte Emma mit den neuartigen Weckgläsern auch Fleisch ein. Im zweiten Stock befanden sich Schlafzimmer, Fremdenzimmer, »Dienstmädleskammer« und das »bessere Wohnzimmer«. Von der Küche führte eine Steintreppe direkt hinunter zu Brunnen, Waschhaus und Garten.
Die junge Frieda muß auf Knien die Böden scheuern, unter der Hintertreppe Reisig »brockeln« und schließlich den kleinen Siegfried ausfahren. Als Lohn bekam sie freies Essen und ab und zu ein Kleidungsstück.
Morgens kocht Eugen für sich und seine Frau den Kaffee. Schon vor Schulbeginn ist Frieda zum Helfen da und geht dann an seiner Seite ins Schulhaus, was ihr den Spott einträgt: »Da kommt der Pfarrer und sei' Köchin!« Er habe große Disziplinschwierigkeiten mit zweien ihrer Mitkonfirmanden gehabt. Die ließen einmal alle Kirchturmglokken zusammenläuten, so daß das ganze Dorf in helle Aufregung versetzt wurde und ein Unglück vermutete. Eugen weiß sich nicht anders zu helfen, als vor den Altar zu knien und laut für die bösen Buben zu beten. Übrigens habe er beide kurz vor seinem eigenen Tod 1918 beerdigen müssen . . .
Auch die beiden Gärten sind nicht Emmas Sache; Obst und Beeren erntet Eugen mit Mägden. Wenn dann die Betglokken läuten, unterbricht das ganze Haus die Arbeit für ein Vaterunser.
Emmas Wesen sei wenig aufgeschlossen gewesen. Doch habe sie viel Gutes getan und den Armen des Dorfes jeden Tag selbst Essen gebracht. Jeden Sonntag sei sie in der Kirche gewesen, wo damals ohnehin jeder seinen festen Platz hatte.

Gerne wüßte ich noch mehr, Emma. Wie wars, mit deinem Mann im Alltag zu leben? Hatte er noch die Augenprobleme? Teilte er dir seine Niederlagen und Demütigungen mit, auch als Ungeduld und Depression? Besprach er seine Predigteinfälle mit dir, und konntest du ihm als erste Zuhörerin dabei helfen? Was war euer Ausgleich gegenüber dem Amt? Habt ihr gelesen und euch auch gelegentlich etwas vorgelesen? Eugen war Eisenbahn- und Technikfreund – hat er sich oft an seine Elektrisierapparate oder eine Uhrwerkbahn zurückgezogen? Und was tatest du? Hast du eigentlich auch ein Musikinstrument gelernt? Mochtest du Handarbeiten? Freundinnen etwa in den benachbarten Pfarrhäusern hattest du nach Friedas Beobachtung nicht.

Der erste Urlaub nach der Hochzeit führt vom 14. bis 31. Juli 1913 in die beiden Elternhäuser nach Weilheim und Reutlingen. Eugen erwähnt in seinem Gesuch, daß er krankheitshalber Urlaub brauche. Emma ist im dritten Monat schwanger.

Das erste Kind, Siegfried Eugen, wird am 23. Januar 1914 im Pfarrhaus geboren. Droht Lebensgefahr, daß er schon tags darauf getauft wird? Später jedenfalls ist Siegfried behindert, er wächst kaum und lernt nicht gehen. Dem Vernehmen nach soll er Hirnhautentzündung gehabt haben. Mit vier Jahren stirbt er, im selben Monat wie sein Vater.

Beim nächsten Urlaubsgesuch für 20. Juli bis 6. August 1914 gibt Eugen als Ziel den Thuner See an. Auf dieser Auslandsreise mit dem kleinen Siegfried erfährt das Paar vom Kriegsausbruch. Emma ist wieder schwanger. Auf den Tag ein Jahr nach Siegfried wird Dora geboren, am 23. Januar

1915, und sie wird im Gegensatz zu ihm erst mit sechs Wochen getauft.
Im September 1916 bewirbt Eugen Dapp sich vergeblich um die Pfarrstelle in Neidlingen. Sein Brackenheimer Dekan Metzger muß aus diesem Anlaß ein aufschlußreiches Zeugnis beifügen:

»Stadtpfarrer Dapp ist ein Geistlicher von mittlerer Begabung, redlichem Amtsfleiß und ernst solidem Charakter und Wandel, nicht ohne Amts- und Selbstbewußtsein, in seinem Auftreten etwas steif und förmlich, doch im Grunde bieder und verläßlich.
Die *Predigt* ist in Form und Inhalt etwas trocken, schwunglos, mehr verstandesmäßig als herzmäßig, doch mit befriedigendem Fleiß ausgearbeitet und nicht ohne brauchbaren sittlich religiösen Gehalt. Vortrag fließend, deutlich, ruhig und gleichmäßig.
Katechisation stoffreich, lehrhaft, etwas hoch, mehr Vortrag als Unterredung.
Religionsunterricht wird mit Vorbereitung, Methode und redlicher Treue, doch etwas abstrakt und trocken erteilt.
In der *Gemeindetätigkeit* nimmt sich Stpf. D., soviel zu bemerken, der Armen und Kranken, zur Zeit auch der Ausmarschierten und ihrer Angehörigen, mit Treue an und hat sich in die äußeren Amtsgeschäfte, besonders auch die kirchliche Vermögensverwaltung, allmählich recht befriedigend eingearbeitet. Im Verkehr mit Ortsvorsteher und Lehrern ist er mit Nachdruck auf Wahrung der kirchlichen Rechte bedacht und zeigt hierin zunehmenden Takt.
Wissenschaftliche Fortbildung: tritt hinter der praktischen Betätigung (auch in Familie und Garten) zurück.
Gesundheit abgesehen von zeitweilig sich geltend machender Schwäche der Augen i. g. wohl befriedigend.«

Mit solch einem Zeugnis wird man nicht gerade weggelobt! Es scheint bisweilen heftige Zusammenstöße mit Lehrern und dem Ortsvorsteher gegeben zu haben, wenn der »zunehmende Takt« eigens hervorgehoben wird. Andererseits bekommt Eugen Dapp vier Wochen nach dieser Beurteilung das »Charlottenkreuz« der Königin verliehen, für nicht näher aufgeführte Verdienste. Urlaub macht er in jenem Herbst wieder in Reutlingen, danach noch einmal im August 1918.

Am 3. Oktober 1917 wird Kurt als drittes Kind geboren. Emmas Bruder Adolf, inzwischen Militärpfarrer im Orient, schreibt im November aus Aleppo an seine Eltern:

»An Dapps schreibe ich dieser Tage. Es ist ja erfreulich, daß alles bei der Geburt so gut verlief. Gebe Gott, daß dieser Junge ihnen auch viel Freude, womöglich auch das Band gebe, durch das sie einander näherkommen.«

Demnach muß es in der Ehe von Emma und Eugen schon längere Zeit, vielleicht von Anfang an, eine Entfremdung gegeben haben, die die Familie beunruhigte.

Eugen Dapp gestaltet im Oktober 1917 noch eine bescheidene Feier des Reformationsjubiläums, denn viele Männer sind im Krieg, einige gar gefallen, und die übrigen mit Erntearbeiten überhäuft. Das Kriegsende wird er selber nicht mehr erleben.

Im letzten Kriegsjahr herrscht in Kleingartach äußerste Knappheit. Im April zeichnet der Kirchengemeinderat gezwungenermaßen eine Kriegsanleihe über 9000 Mark, und diese verlorene Kriegsfinanzierung aus Kirchensteuermitteln ist schon die achte! Daneben nehmen sich sonstige Beträge im Haushalt höchst bescheiden aus: Der König bewilligt im Mai 200 Mark aus dem Landesbußtagsopfer fürs Kleingartacher Gemeindehaus. Immerhin werden fürs Pfarrhaus auch weitere elektrische Lampen bewilligt. (Bei der Elektrifizierung des Dorfes war man 1914 vom Krieg überrascht worden.) In einer Armen- und Brotstiftung gehen Spendebeträge zwischen zwei und zwanzig Mark ein. In der letzten Kirchengemeinderatssitzung unter Eugen Dapps Leitung, am 11. Oktober 1918, wird eine 30prozentige Aufbesserung der Mitarbeitervergütungen beschlossen: der Organist erhält jährlich nunmehr 200 Mark, der Mesner 214 Mark, der Kirchenpfleger 90 und der Orgeltreter 60 Mark. Der Pfarrer selbst bekommt in seinem offiziell fünfzehnten Dienstjahr ein Jahresgehalt von 3100 Mark, zu dem noch 480 Mark Wohnungszuschlag kommen; das sind pro Tag etwa zehn Mark für die fünfköpfige Familie.

Am Tag vor dieser letzten Sitzung, am 10. Oktober, ist Emmas und Eugens ältester Sohn Siegfried mit viereinhalb Jahren gestorben. Die Beerdigung des Kindes nimmt Nachbarpfarrer Knapp vor, nicht der Vater selbst. Den hat die asiatische Grippewelle auch schon erfaßt. Am 29. Oktober erlebt er gerade noch seinen 38. Geburtstag, tags darauf stirbt er. Emma ist mit 29 Jahren Witwe. Zwei Kinder sind ihr geblieben: das nicht ganz vierjährige Dorle und der einjährige Kurt, und sie ist überdies im dritten Monat schwanger.

Frieda Sauter ist gerade auf Heimaturlaub da; sie ist sonst in Mannheim in Stellung. Während die Gemeinde und Eugens Reutlinger Familie unten am offenen Grab stehen, sieht sie Emma mit den Kindern weinend oben am Pfarrhausfenster. Sie sind selber grippekrank und dürfen nicht auf den Friedhof.

Auch Karl Zellers Frau Helene erinnert sich:

»Als es Karl besser ging, wurde ich selbst von der Grippe befallen; als ich noch krank war, kam ein Brief von Ludwigsburg (mit der Bitte um Krankheitsvertretung im Haushalt) ... Aber kaum war ich einige Tage dort, als Mutter (Sophie Zeller) mich telephonisch bat, ich möchte doch gleich nach Kleingartach reisen. Euer Vater sei gestorben und Eure Mutter samt den Kindern liege an Grippe zu Bett... So fuhr ich schweren Herzens nach Kleingartach. Da wußte ich nun nicht wo anfangen mit arbeiten. Doch kam dann auch das liebe Tantele (Helene) von Neuwied her und half mit, die Gastbetten anzuziehen, denn zur Beerdigung kamen ja alle Geschwister Eures Vaters. Nachher blieb ich noch, bis Eure Mutter wieder aufstehen konnte. Dann aber erfuhr ich, daß ich in Ludwigsburg wieder nötig war ...«

Und wie hast du diese Unglücksfolge ertragen, Emma? In drei Wochen Sohn und Mann herzugeben! Wie habt ihr wohl Abschied genommen voneinander? Hattest du Eugens letzte Predigt am 20. Oktober noch gehört, über Psalm 50,15 »Rufe mich an in der Not, so will ich dich erretten, und du sollst mich preisen«? Hat er es ausdrücken können, daß er dabei ja auch an Siegfrieds Sterben dachte? Und noch am 23. Oktober, genau eine Woche vor seinem eigenen Tod, hielt er als letzte Amtshandlung noch zwei Beerdigungen, wie sein Kalender verzeichnet. Waren es tatsächlich die ehemals bösen Konfirmanden, wie Frieda Sauter sich zu erinnern meinte? Wann begann sein hohes Fieber? Hattest du ihn zu pflegen, oder warst du selbst schon zu krank? Habt ihr damit gerechnet, daß er sterben könnte? Und was hast du eigentlich deinen zwei Kindern übers Sterben erzählen können, als ihr dort oben am Fenster zum Friedhof standet? Und dir, wer sagte dir Hilfreiches?

Emmas erster mir bekannter Brief stammt aus dieser Trauerzeit und richtet sich an Sophie Zeller in Stuttgart:

»Kleingartach, den 14. Nov. 1918

Meine l. Mutter!
Innigen Dank für Dein l. wohltuendes Brieflein. Von Herzen traure ich mit Dir um den Tod der l. Tante (wohl in Ludwigsburg). Ein Schmerz um den Andern, es ist zu schwer. Nun sind es schon mehr als 14 Tage, daß der l. gute Eugen gestorben ist, es ist mir wie im Traum, es kommt mir schon so lange vor, wir haben seither soviel erlebt. Der treusorgende Vater fehlt eben überall. Der treue Gott steht mir alle Tage gnädig bei u. wie sind die Menschen so lieb u. teilnehmend. Ach, wie wird Dir auch die l. Tante fehlen, die l. Vettern und Maria tut mir so leid. Hier ist auch so ein großer Jammer, in kurzer Zeit sind hier 6 Personen gestorben. Herr Pfarrer Knapp von Niederhofen hat gegenwärtig kolossal viel Arbeit. Gestern war hier Kirchengemeinderatssitzung betreffs meines Abzugs. Die Gemeinderäte oder vielmehr die Gemeinde will mich nicht hinausdrängen. Nur möchten sie bald wieder einen Geistlichen, wenns nur ein Pfarrverweser wäre. Ich hoffe, daß ich noch länger als ein Vierteljahr bleiben darf. Wie gerne wir nach dem Krieg fortgezogen wären von hier, so ungern gehe ich jetzt fort von hier, wenn ich soviel Liebe genießen darf. Dein l. Besuch freut mich sehr, vielleicht kommst Du solange Tante Agnes noch hier ist, sie hat Dich schon 2 Jahre nimmer gesehen. Ach, ich bin so froh u. dankbar, daß die l. Tte. bei uns ist. Sie hilft mir so treu u. tröstet mich so lieb in meinem schweren Leid. Es tut mir so wohl, daß ich so jemand Liebes um mich haben darf, ich komme so viel mehr aus dem Jammer hinaus. Wie geht es denn Dir l. Mutterle? Hast Du Dich wieder erholt. Die l. Helene (Bruder Karls Frau) hat uns am Montag wieder verlassen. Ich hatte schon sehr Heimweh nach ihr. Sie hat so treu für mich gesorgt. Gottlob geht es mir jetzt wieder besser ... Ich habe jetzt so ein nettes Mädchen. Hätte ich nur seine Hilfe gehabt solange Eugen noch lebte. Nun muß ich schließen, es ist schon 12 Uhr, es grüßt Dich innig Deine dankb. Tochter Emma.«

Das Protokoll der erwähnten Kirchengemeinderatssitzung ist aufschlußreich, verrät es doch einige Kritik an Eugen

Dapp und einige Distanz gegenüber Emmas begreiflichem Wohnungswunsch:

»Herr Stadtpf. Dapp ist am 30. Okt. ganz überraschend an der auch hier von Haus zu Haus gehenden Seuche gestorben. Pfarrer Knapp widmet ihm einen Nachruf, wobei die Mitglieder zum ehrenden Andenken sich von ihren Sitzen erheben . . . Unsere Bitte geht dahin, es möge die hiesige Stadtpfarrstelle recht bald wieder zur Bewerbung ausgeschrieben und neubesetzt werden. Wir wünschen uns 1 Pfarrer, der mit 1 guten Predigt- und Lehrgabe aufgeschlossenes, umgängliches Wesen verbindet und es sich zur Aufgabe macht, den Gem. Gliedern nicht bloß in der Kirche, sondern besonders auch in der Seelsorge u. wo sich sonst Gelegenheit bietet, persönlich nahezutreten.
Da Frau Stadtpf. Dapp noch den Winter über in der Amtswohnung zu bleiben wünscht, die definitive Besetzung sich also hinausziehen wird, möchten wir dringend bitten, es möchte uns sobald durch die Beendigung des Krieges geistliche Kräfte frei werden, ein eigener Amtsverweser gesandt werden.«

In Stuttgart auf dem Konsistorium wird derweil ihre Witwenpension ausgerechnet. Eugen hätte einen Ruhegehaltsanspruch von 1731 Mark gehabt, davon erhält die Witwe 50%, also 866 Mark, und jedes der Halbwaisen ein Zehntel, also je 174 Mark. Dazu kommt eine bei Kriegsende sicher notwendige Teuerungszulage, für Emma 280 Mark, für die beiden verbliebenen Kinder je 60 Mark. So errechnet sich eine jährliche Versorgungssumme von nur noch 1614 Mark. Statt mit 10 Mark zu fünft muß die Familie nun mit 4,42 Mark zu dritt am Tage auskommen und sieht dabei auch noch Wohnungsmietkosten auf sich zukommen. Zum Glück hatte Eugen eine nennenswerte Lebensversicherung abgeschlossen. Emma erwähnt sie in einem Bittbrief:

»Kleingartach, den 6. März 1919.
Es sei mir gestattet, dem Ev. Konsistorium vertrauensvoll meine Lage darzustellen. Der unerwartete Tod meines Mannes, des Stadtpfarrers Eugen Dapp, hat mich in eine bedrängte Lage gebracht, die durch die Zeitverhältnisse noch drückender sich bemerkbar macht, als es unter anderen Umständen der Fall wäre. Die Lebensversicherung meines Mannes u. seine Ersparnisse hinterließen mir ein Vermögen von 10 000 M, also einen jährlichen Zins von 400 M, dazu kommt meine jährliche Pension samt Teuerungszulage mit 1614 M für mich und meine 2 Kinder. Diese Einnahme will bei genauester Sparsamkeit kaum zureichen. Ein 3. Kind habe ich zu erwarten, für das ja wohl auch eine Pensionszulage gewährt wird. Mein Vater, der 6 Kinder erzogen und auszustatten hat, will mir eine Wohnung mieten oder ein kleines Haus kaufen. Mehr aber kann er jetzt nicht für mich tun; ich darf auch jetzt nicht seine Güte weiter in Anspruch nehmen. Darum weil auch ein Umzug bevorsteht, erlaube ich mir das Evangelische Konsistorium um gütigste Verwilligung eines jährlichen Gratials ergebenst und vertrauensvoll zu bitten.
Verehrungsvoll Frau Stadtpfarrer Dapp, geb. Zeller«

Der Oberkirchenrat vermerkt am Briefrand:

»Für fortlaufende Gratialien an Pfarrwitwen keine Mittel, dagegen wird der Frau Stdtpf Dapp zu ihren Umzugskosten, wenn diese feststehen, ein außerordentlicher Beitrag gewährt.«

Dieser Umzug wird sich jedoch noch drei Jahre hinauszögern.
Am 4. Mai 1919 bringt Emma im Pfarrhaus ihren jüngsten Sohn zur Welt, den sie nach seinem verstorbenen Vater Eugen nennt.

Das ist mein Vater, den du da geboren hast, Emma. War dir der Gedanke wichtig, in ihm noch einmal etwas Lebendi-

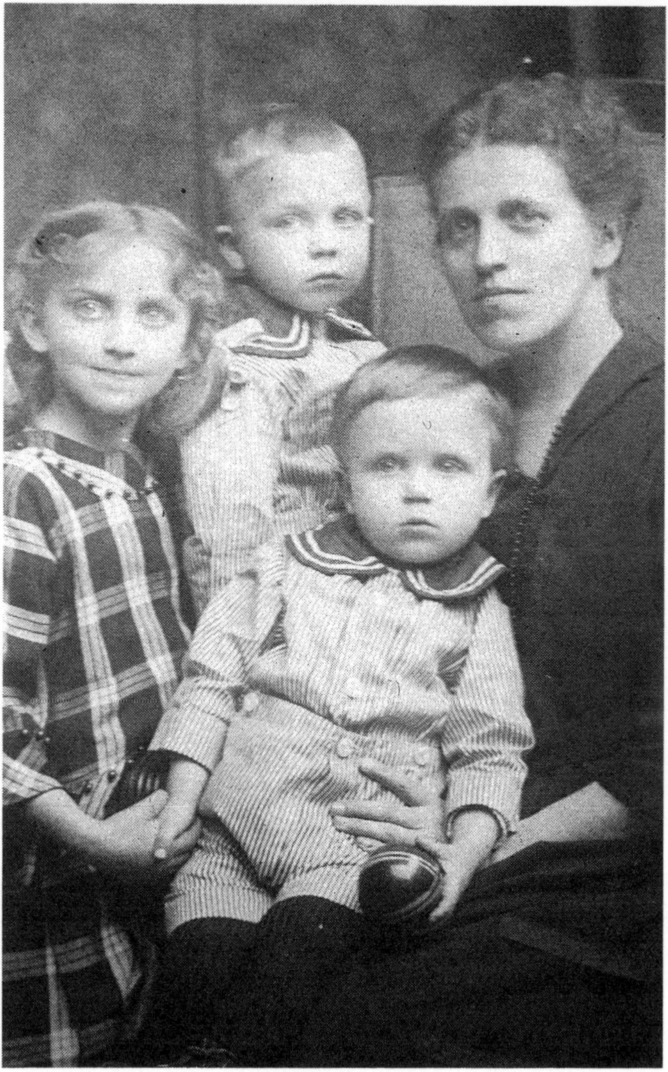

ges von deinem Mann zu haben? Du nanntest ihn nach alter Sitte nach dem Letztverstorbenen; nach Dora bekam er so noch einmal einen griechischen Namen. Oder überwog bei dir die Zukunftssorge? Hättest du dir gewünscht, nicht noch einmal schwanger zu sein? Das Durchkommen wurde schwer: für Eugen bekamst du 234 Mark mehr Pension im Jahr, also nur 60 Pfennig am Tag. Und er wuchs vaterlos auf, und bald dann durch Eingriffe der Verwandten in euer Leben auch mutterlos . . .

Schwester Helene und Vater Adolf befinden Emmas Kleingartacher Haushalt »schlampig«. Sie machen verschiedene Vorschläge. Emma solle eine Wohnung im nahen Güglingen mieten oder mit ihrem Bruder Adolf nach Deufringen ziehen, wo der älteste der Geschwister, Karl, eben als Pfarrer gescheitert ist. Emma jedoch bleibt noch bis 1922 im Kleingartacher Haus, wohl zum Ärger des nachfolgenden Stadtpfarrers, der im Herbst 1920 seinen Dienst antritt und noch eine Weile in den Protokollen die »leidige Wohnungsfrage« erwähnt.

Auf dem Foto mit deinen Kindern ist es nicht zu übersehen, Emma: dein Gesicht wird nun von Bild zu Bild freier. Du beginnst zu lächeln, wo man meint, dich bedauern zu müssen.

Emmas Brüder

Emmas ältester Bruder Karl Zeller ist am 16. Juni 1881 geboren, als seine Eltern noch in der Herzogstraße 8 in Stuttgart wohnten. Beim Tod der Mutter war er nicht ganz acht Jahre, und die zweite Mutter kam nicht mit ihm zurecht. Er galt als zartes, nervöses Kind, das eher mechanisch als kreativ lernte. Im Landexamen war er jedoch der Zehnte seines Jahrgangs und wechselte so aus einer Böblinger Lehrerspension mit fünfzehn in die traditionsreiche Klosterschule Maulbronn. Nach dem Internatsabschluß in Blaubeuren begann er das Theologiestudium im Tübinger Stift, zeitgleich mit dem späteren Schwager Eugen Dapp, zum Verdruß des Vaters bei liberalen Professoren. Seine Erste Dienstprüfung bestand er 1903 mit »befriedigend«. Obwohl Vater Zeller unbefriedigt war, finanzierte er ihm einen Studienaufenthalt in Greifswald.
Nach elf Vikarsstationen (z. B. Ehningen, während Eugen Dapp im Nachbardorf Hildrizhausen war) wurde er 1911 Pfarrer in Zang, von 1917 bis 1920 in Deufringen, wo er krankheitshalber mit 39 pensioniert wurde. Mit den Kirchengemeinderäten und dem Konsistorium hatte er Streit gehabt und war überhaupt leicht reizbar.
Verheiratet war Karl seit dem 23. April 1912 (zwei Tage vor Emma und Eugen) mit der Baslerin Helene geb. Ensinger (1887-1962), Tochter des Vorstands der Basler Missionsbuchhandlung, die er in Beuggen kennengelernt hatte. Die beiden blieben kinderlos und nahmen in Zang zwei Pflegesöhne auf: Otto, der später ein Gärtnereigeschäft führte und sich 1939 das Leben nahm, und Erwin, der im 2. Weltkrieg fiel.

Im Ruhestand betätigte Karl sich zuerst als Gärtnergehilfe in Königsfeld; 1922 trennten sich die Eheleute auf Anraten Vater Zellers. Karls Anstaltslaufbahn begann zunächst in Bethel, wo er nach den Worten seiner Schwester Helene ein »Kreuz der Anstalt« gewesen sein soll, doch draußen habe er sich wegen »unfriedlichen Verhaltens« und »unsinniger Geldausgeberei« nicht halten können. Seine Frau, gegen die er äußerst lieb und selbstlos war, lebte in St. Gallen, wo ich sie als Kind noch kennenlernte, schrieb ihm regelmäßig und besuchte ihn etwa einmal im Jahr in der Heilanstalt.
Um 1927 kam er zu seinem Vater ins Diakonissen-Erholungsheim Scheuern, das seiner Schwester unterstand. Dr. Adolf Zeller war mittlerweile 75 Jahre alt. Karl »vertrug sich nicht« mit ihm und wurde am 27. April 1927 in die badische Anstalt Illenau eingeliefert, wo man schnell diagnostizierte: »Offenbar handelt es sich um eine Schizophrenie; Prognose infaust«, also unheilbar. Die Familienangehörigen planten seine Entmündigung, drei Jahre vor der Emmas.
Zurückhaltender mit der Diagnose war man in Weinsberg, wohin Karl aus Kostengründen am 6. Mai gebracht wurde: als »Psychopathie 3a« wurde seine Erkrankung ins Aufnahmeblatt eingetragen, und als er am 10. Juli 1940, unmittelbar nach Emmas Tod, als ungeheilt auf die Ludwigsburger Karlshöhe entlassen wurde, trug man ins Abgangsformular ein: »Ungeklärter Fall Nr. 19«. Von Schizophrenie war nach 1927 nie wieder die Rede.
Seine Weinsberger Krankenakte wurde wiedergefunden: ein Heft mit sechzig psychiatrischen Einträgen und wöchentlicher Gewichtstabelle und ein Heft der zuständigen Pfleger mit 681 Einträgen über Verhalten, Ausgang, Besucher und Arbeit. Durchschnittlich bedeutet das einen Ein-

trag pro Woche über volle dreizehn Jahre; anfangs jedoch sind die Einträge häufiger, später – infolge Stabilisierung, aber auch Personalmangels – wesentlich seltener. Doch bei aller Verständnislosigkeit gegenüber Karls Interessen (er beschäftigte sich mit assyrischer Keilschrift und ließ sich wissenschaftliche Bücher schicken, seine Notizen wurden jedoch regelmäßig als »Unrat« weggeworfen) spiegeln diese Berichtshefte auch eine Form menschlicher Zuwendung wider.

Im Grunde war Karl in der falschen Institution. Immer wieder rieb er sich an den Anstaltsgepflogenheiten, beschwerte sich über Angelegenheiten der Post, des Bücherentleihs, übers Durcheinanderbringen seiner Schreibarbeiten. So galt er bei Pflegern und Ärzten als Querulant. Gelegentlich kamen tatsächlich handfeste Streitigkeiten mit Mitpatienten vor. Auch scheint er bei seinen Betätigungen sehr unstet gewesen zu sein, trotz weitreichender Publikationspläne. Zum Erstaunen der Pfleger allerdings baute er im April 1936 einen funktionierenden Projektionsapparat. Sonst ging Karl regelmäßig zu Gottesdiensten, aber auch zu Zerstreuungsangeboten wie Film und Tanz im Festsaal. Er erhielt Besuch von Pfarrerskollegen und machte selbst Besuche bei Verwandten und Bekannten außerhalb. Zu vielen dieser Besuche begleitete ihn ab 1932 auch seine Schwester Emma, so daß wir aus seiner Krankenakte manches aus ihrer Weinsberger Zeit rekonstruieren können.

Während er sich anfangs oft vor der Gruppenarbeit in Feld und Garten drückte, fügte er sich mit den Jahren in den Anstaltsalltag und arbeitete mit. Im Herbst half er auch gelegentlich in der Weinlese in Gellmersbach mit.

Unterernährt war Karl eingeliefert worden: mit 1,81 Meter Länge wog er anfangs nur 67 kg. Das steigerte sich bis zu

82 kg, wobei die Anstaltsernährung in Weinsberg sehr fett- und kohlehydratreich war. Oft litt Karl unter Furunkeln. Ernstlich krank war er nur im März 1933, und ein künstliches Gebiß wurde 1939 notwendig.
Erschütternd ist der letzte ausführliche Eintrag über ihn am 4. Juni 1940, denn das ist der Tag des Abtransports seiner Schwester und ihrer Tötung in Grafeneck:
»Rückt zur Außenarbeit aus. Beschäftigt sich daneben mit Sprachstudien. Schreibt viel an Verwandte, Freunde, Bekannte, wo irgend ein erfreuliches oder trauriges Familienereignis eingetreten ist, reagiert mit einer geschriebenen oder gedruckten Gratulations- oder Condolenzkarte. Hat öfters freien Ausgang. Harmlos gutmütiger Kranker.«
Als drei Wochen später die Angehörigen von Emmas Tod erfahren, ermessen sie die Lebensgefahr auch für Karl. Ein kirchliches Heim erscheint Helene sicherer, und so vereinbart sie mit dem Direktor der Karlshöhe, daß ihr Bruder im dortigen Männeraltersheim »Salon« unterkommt. Dort hat er Krieg und Euthanasie überlebt. Er starb am 13. März 1947 mit nicht ganz 66 Jahren und wurde auf dem Ludwigsburger Friedhof beigesetzt – nicht im Familiengrab.

Der andere Bruder, Adolf Zeller, muß der Liebling seiner Familie gewesen sein und gleichzeitig der, der am weitesten in die Ferne zog. Der Werdegang bis zum Ende des Theologiestudiums verlief im Fünfjahresabstand ganz ähnlich wie bei Karl; Adolf war am 11. Oktober 1886 geboren.
Nach kurzer Vikarszeit wurde er von seiner Landeskirche 1912/13 zur Mitarbeit in der Berliner Stadtmission freigestellt. Dort lernte er die Tochter des kaiserlichen Stallmeisters, Frieda Plinzner, kennen, die Zigeunerkinder betreute, und heiratete sie im Dezember 1914. Schon davor

war er kurze Zeit als Missionar in Armenien tätig. Von 1916 bis Kriegsende war er Militärpfarrer im Orient, und seine Frau begleitete ihn; es sind Briefe erhalten aus Konstantinopel, Aleppo, Palästina und Libanon. Auf Internierungsschiffen kamen sie 1919 nach Deutschland zurück; sein letzter Besuch im Elternhaus fand etwa Mai 1919 statt, als Emma ihren jüngsten Sohn bekam. Adolf wurde Pate bei Eugens Taufe, war aber schon nach Ostpreußen und ins Baltikum abgereist. Dort begleitete er als Pfarrer ein Freikorps, das die verlorenen Ostgebiete zu übergeben hatte. Den Vorschlag seines Vaters, die verwaiste Pfarrstelle seines Bruders Karl zu übernehmen und mit Emma gemeinsamen Haushalt zu machen, lehnte er höflich, aber bestimmt ab.

Bei der Betreuung kranker Soldaten holte er sich selbst die asiatische Grippe, der auch sein Schwager Eugen Dapp erlegen war, und starb in einem Königsberger Krankenhaus am 15. März 1920 mit 33 Jahren. Frieda übermittelte der Familie seine letzten Worte, die eine tiefe kindliche Frömmigkeit erkennen lassen. Sie selbst überlebte ihren Mann noch 50 Jahre und nahm in Berlin wieder die missionarische Betreuung von Sinti und Roma auf, bis diese im Zweiten Weltkrieg deportiert und vergast wurden.

Mannheimer Jahre und Entmündigung (1922-1932)

Emmas Stiefmutter Sophie stirbt kurz vor Weihnachten 1921, am 16. Dezember, und wird wie die erste Mutter im Familiengrab auf dem Pragfriedhof beigesetzt. Dieser vierte Todesfall in drei Jahren – nach Siegfried und Eugen Dapp 1918 war auch Emmas Bruder Adolf 1920 in Ostpreußen gestorben – löst bei Vater Adolf und Schwester Helene, den beiden zentralen Persönlichkeiten, intensive Planungen aus. Jedenfalls wird Anfang 1922 die Kleingartacher Familie von ihnen vollends auseinandergerissen und auch Karls Ehe krankheitshalber getrennt.

Wehr dich doch, Emma! Das Sorgerecht für deine Kinder hattest du doch allein. Aber an allem, was künftig mit ihnen und mit dir geschieht, scheinst du dich gar nicht mehr aktiv zu beteiligen. Oder wolltest du etwa selbst Freiheit von den Kindern, einen neuen Start in einer unbekannten Großstadt? Dann hättest du es doch wohl anders eingefädelt. Stecktest du so tief in einer depressiven Apathie? Traf dich der Tod der Mutter schwer, die womöglich begütigend zu dir gehalten hatte? Warum nur scheint alles, was jetzt an Weichen gestellt wird, gegen dich gerichtet? Hatte es etwa das naheliegende Ansinnen im Geschwisterkreis gegeben, du könntest nun mit deinen drei Kindern wieder nach Stuttgart ziehen und den siebzigjährigen Vater versorgen? Konntest, wolltest du nicht – einerseits die frühere Heimat, andrerseits mit bald 32 Jahren noch einmal die Tochterrolle! –, und hast du mit deinem Nein Vater und Geschwister vor den Kopf gestoßen?

Der kleine Kurt wohnt beim Tod der Großmutter schon in Stuttgart und wird bis zum Beginn des Schulalters von Martha versorgt. Die beiden anderen, das siebenjährige Dorle und den dreijährigen Eugen, holt Helene zu sich in das Diakonissenhaus in die Karlsruher Erbprinzenstraße, dessen Oberin sie seit 1919 ist. Andere Schwestern nehmen es ihr teilweise übel und meinen, sie hätten auch Neffen und Nichten zu versorgen, so daß Helene sogar zeitweilig daran denkt, ihren Beruf in der Kinderpflegerinnenschule und Verwaltung wieder aufzugeben. Doch vermutlich fürchtet auch sie den eigensinnigen Vater. – Die Erziehung der Kinder im »Mutterhaus Bethlehem« wird von ledigen Frauen geprägt, die oft um die Gunst der Kinder konkurrieren. Helene ermöglicht den Kindern eine gute Schulbildung, technische Freizeitbeschäftigungen, Holländer-Wagen und Märklin-Eisenbahn, und unbeschwerte Urlaubsreisen, etwa in den Chiemgau und zum Vierwaldstätter See. Sie wird, in Kontrast und Anlehnung an die Bezeichnung »Mutterle« für Emma, von den Kindern »Tantele« genannt, wie auch später noch von unserer Enkelgeneration.
Adolf Zeller feiert im April 1922 in Stuttgart seinen siebzigsten Geburtstag. Im Inflationsjahr 1923 erscheint ihm dann die Gelegenheit günstig, sein Stuttgarter Haus zu verkaufen. Offenbar plant er ohnehin, in ein Altersheim zu ziehen. Stolz verkündet er, von einem Schweizer Käufer eine Million fürs Haus bekommen zu haben. Doch zwei Wochen später ist das nur noch der Preis für einen Laib Brot! Völlig mittellos und auch ohne Rente wird der alte Arzt ins Diakonissen-Altersheim »Marienruhe« in Scheuern im Schwarzwälder Murgtal aufgenommen. Dort wohnt schon (und noch bis zu ihrem Tod 1927) seine jün-

gere Schwester Maria Eisenlohr, Helenes Vorgängerin auf der Oberinnenstelle, die das Heim 1912 gestiftet hat. Und auch sein ältester Sohn Karl kommt 1927 nach gescheitertem Pfarrdienst und getrennter Ehe für kurze Zeit dorthin zum Vater. Das Scheuerner Schwesternerholungsheim steht auch unter Helenes Obhut, und sie selbst verbringt dort später ihre Ruhestandsjahre.

Und Emma? Das Melderegister der Stadt Mannheim gibt die Auskunft, daß sie am 3. April 1922 in die Gärtnerstraße 5 eingezogen sei, und zwar aus Karlsruhe. In Kleingartach hat sie sich also schon vorher polizeilich abgemeldet. In Mannheim lebt sie unter Helenes indirekter Kontrolle, denn ihre Logisgeber sind zwei Karlsruher Kinderschwestern. Werden da nur Beziehungen zur Wohnungssuche genutzt, oder hat Helene nicht eher ein »betreutes Wohnen« ihrer Schwester im Sinn?

Emma soll in Mannheim als Sekretärin gearbeitet haben, erst in einer Zelluloidfabrik, von wo sie ihren Kindern bei Besuchen Püppchen mitbrachte, später bei einer Firma Danzas, möglicherweise der bekannten Spedition. Es ist nicht zu ermitteln, wann sie nach Mannheim-Neckarau umzog, aber dort bewohnt sie noch die Adressen Wörthstraße 3, Neckarauer Straße 39 und Traubenstraße 8. Vielleicht entzieht sie sich dabei auch der Betreuung durch die Diakonissen. Frieda Sauter, das ehemalige Kleingartacher Kindermädchen, sieht sie dort zum letztenmal, auf einem Bänkchen am Rheinufer, in Begleitung ihrer Schwester Helene.

Zu dieser Zeit ereignet sich dann der große Familienskandal: Emma wird im Herbst 1927 schwanger! An Weihnachten muß die mittlerweile 38jährige es wohl ihrem Vater und der Schwester beichten. Das schlägt hohe Wellen.

»Fehltritt« und »Schande« ist von da ab Helenes Sprachgebrauch.

Hast du den Mann geliebt, den wir alle nicht kennen, Emma? Und er dich? War es eine längere und schöne Beziehung? Aber warum ist dann nichts daraus geworden? War er ein Vorgesetzter, der deine Lage ausnützte, oder sonst ein verheirateter Mann? In Kleingartach heißt es, »ein Arbeiter« sei es gewesen. Für deine zölibatäre Schwester, überhaupt für die stolze Zellerfamilie war das schlimm und führte zu deiner Entmündigung, zu jahrelanger Heimbetreuung und damit schließlich zu deiner Ermordung.

Aus Rücksicht auf den alten Vater Zeller wird Emmas Niederkunft weit weg verlegt: im Diakonissenhaus Borsdorf im Kreis Leipzig bringt sie am 17. Juni 1928 ihre Tochter Ruth zur Welt. Das Kind bekommt den Ehenamen Emmas nicht, sondern wird nach ihrem Mädchennamen Zeller genannt, der sich so in diesem einen Fall weitervererbt, auch noch auf Ruths späteren Sohn.

Wie ging es dir damals, Emma? Konntest du dein letztes Kind gernhaben?

Wie Borsdorf ist auch die nächste Station Aprath ein Heim der Diakonie, eine Erziehungsanstalt. Von ihrem Mannheimer Wohnsitz hat Emma sich schon am 7. Mai 1928 abgemeldet, »nach unbekannt«, wie das Melderegister vermerkt. Das berührt mich seltsam, denn auch ihre letzte »Verlegung« von Weinsberg nach Grafeneck wird dann amtlich heißen »nach unbekannt«. – Als sie schließlich,

noch mit Ruth, in einem Mütterheim in Elberfeld untergebracht ist, tritt – zweifellos auf Veranlassung Helenes – am 5. Februar 1930 ihre Entmündigung in Kraft. Emma wird amtlich als »geistesschwach« klassifiziert, und die Diakonisse Martha Hermstein in Elberfeld wird »zum Pfleger« bestellt. Der Stuttgarter Oberkirchenrat erhält vom Vormundschaftsgericht eine Abschrift, da er ja weiterhin die Witwenpension auszuzahlen hat. Emmas Erbvermögen ist der Inflation zum Opfer gefallen.
In diesem Jahr kommt dann die zweijährige Ruth weg von ihrer Mutter in die von einem Zeller gegründete Rettungsanstalt Beuggen an der Schweizer Grenze, wo bald darauf ihre ältere Schwester Dorle ihre Erzieherin in der »Mühle« wird. Ruth bleibt bis zum Alter von sechzehn Jahren im Kinderheim und nennt ihre Schwester wie alle anderen Kinder »Tante Dorle«. Hinterher kommt auch sie in »Tantele« Helenes Obhut. Sie bekommt die Ablehnung von Emmas Fehltritt zu spüren und wird, bis sie sich 1955 freimachen kann, sehr rigide erzogen.

Emma, inwieweit nahmst du an den Familienereignissen um diese Zeit teil? Deine älteste Tochter Dorle wurde 1929 in Karlsruhe konfirmiert. Hat man dir das Kommen aus Borsdorf oder Aprath ermöglicht? Auf Eugens Konfirmationsfotos von 1934 fehlst du als die Mutter jedenfalls. Dann konntest du wohl auch nicht an der Beerdigung deiner Schwiegermutter Pauline Dapp in Reutlingen teilnehmen, die am 30. August 1930 gestorben war. Noch näher hätte dich das Sterben deines Vaters betroffen. Wurdest du aus der Verbannung geholt, um dich von ihm zu verabschieden? Und wenn ja, war es ein versöhnlicher oder ein vorwurfsvoller Abschied?

Dr. Adolf Zeller starb am 4. Januar 1931 in Karlsruhe, fast 79 Jahre alt. Wie empfand er wohl die Bilanz seines Lebens? Zwei Ehefrauen hatte er überlebt und zwei Söhne, sein Ältester war in der Psychiatrie, die drei jüngeren Töchter galten ihm als lebensuntüchtig, nur Helene besaß Tatkraft und Geltung. Auf den Enkeln, Dora, Kurt und Eugen, ruhten seine Hoffnungen; Ruth zählte wohl nicht. Sein Vermögen war aus Unerfahrenheit zerronnen. Hatte er seine beruflichen Ziele als Krebsforscher erreicht? Auch er wurde auf dem Stuttgarter Pragfriedhof beerdigt.

Emmas Schwestern

Bedeutendste der Zellergeschwister war zweifellos Helene, das zweite Kind, geboren am 21. Juni 1883 in Stuttgart. Als sie die Mutter verlor, war sie beinahe sechs Jahre alt und behielt deshalb bleibende Erinnerungen, vor allem an Morgen- und Abendchoräle.
Im Altpietistischen Töchterinstitut war sie mit zwei Rivalinnen zusammen stets Klassenbeste und hätte gern studiert, was der Vater jedoch verhinderte. Trotzdem schenkte er ihr wie den beiden Brüdern tausend Mark für eine Studienreise. Auf Fürsprache ihrer Tante Maria Eisenlohr, Diakonissen-Oberin in Karlsruhe, durfte sie in Kaiserswerth eine dreijährige Lehrerinnenausbildung absolvieren; anschließend kehrte sie als gehorsame Tochter über ein Jahr in den väterlichen Haushalt zurück. Von 1906 bis 1919 war sie Lehrerin in Neuwied, an der Mädchenanstalt der Herrnhuter Brüdergemeine. Das muß ihre glücklichste Zeit gewesen sein.
Emmas Mann Eugen Dapp hatte ursprünglich anscheinend Helene heiraten wollen, doch Vater Adolf Zeller hatte das verhindert. Was Helene selbst sich gewünscht hätte, ist unbekannt, jedoch muß schon auffallen, wie stark sie später in das Leben ihrer Schwester und deren Kinder eingriff.
Schon bald wollte Maria Eisenlohr ihre Nichte zur Nachfolgerin gewinnen, doch die lehnte zweimal ab, auch dann noch, als die Tante 1915 durch Schlaganfall dienstunfähig wurde. 1919 endlich sagte sie zu und wurde mit 36 Jahren Oberin des Mutterhauses für Kinderschwestern in der Erbprinzenstraße in Karlsruhe. Emma in Kleingartach war schon verwitwet, und als Helene dann erwog, deren Kinder

zu erziehen, da wollte sie zunächst ihre Stellung auch wieder aufgeben. Doch schließlich nahm sie, zum Unmut mancher Diakonissen, zunächst das sechsjährige Dorle und den zweijährigen Eugen, später auch noch den Mittleren, Kurt, in ihr Schwesternheim auf.
1925 führte sie ihre Schwesternschaft in den Kaiserswerther Verband; von nun an hieß ihr Haus »Diakonissenhaus Bethlehem«, dessen Vorsteher ein ehemaliger Missionar wurde.
Ebenfalls in den 20er Jahren wurden ihr Räume im herzoglichen Palais zur Verfügung gestellt, in denen sie ein Kindergärtnerinnenseminar und eine Kinderpflegerinnenschule für Nichtdiakonissen einrichtete, dazu einen Musterkindergarten und einen Kinderhort. Auch die Erwerbung einer Villa in Marxzell als Pflegeheim, nach Theodor Fliedner genannt, war ihre Initiative.
Daneben betätigte sie sich schriftstellerisch, verfaßte Kinderkalender, Schriftenmissionshefte und Erziehungsbücher – ein Titel: »Kinder sind Segen, aber wer sie hat, muß sie pflegen« – und unterhielt eine umfangreiche Korrespondenz mit kirchlichen Persönlichkeiten.
Ihre Pflegekinder, von denen sie »Tantele« genannt wurde, förderte sie nach Kräften. Lediglich Dorle durfte sich, wie sie selbst einst, ihren Studienwunsch nicht erfüllen. Die beiden Neffen gehörten im Dritten Reich Organisationen der Bekennenden Kirche an und wurden dadurch teilweise schulisch benachteiligt. Der Kontakt zur Mutter in der Psychiatrie beschränkte sich auf Briefe und seltene Besuche. Die Einsetzung einer Vormundschaft für ihre Schwester hatte Helene bewirkt. Schließlich lebten auf ihr Mitbetreiben hin alle ihre Geschwister in Heimen; sie selbst zwar auch, aber als einzige selbständig.

Im Dritten Reich war ihre Haltung aufgrund der kirchen- und diakoniefeindlichen Politik der Nazis klar. Absichtlich in Raumnot gebracht wurde ihr Werk durch die Kündigung des Palais, in Finanznot durch die Evakuierung von Müttern und Kindern bei Kriegsbeginn. Und schließlich wurde in der Nacht zum 3. September 1942 die Erbprinzenstraße bombardiert: das Mutterhaus brannte ab samt ihren Dokumenten und Wertgegenständen. Ihre Schwesternschaft wurde notdürftig in ein anderes Diakonissenhaus in Karlsruhe-Rüppurr aufgenommen und zog erst im April 1944 wieder in ein anvertrautes Altersheim, das Hans-Thoma-Haus, das jedoch Ende September ebenfalls im Feuersturm unterging. Die 36 Diakonissen (eine war umgekommen) siedelten nach Scheuern um in das erwähnte Erholungsheim.
Im Januar 1947 fanden die Diakonissen wieder eine Bleibe in Karlsruhe: das Gemeindehaus in der Blücherstraße, das sie 1953 ausbauten. Nun trat schon der dritte Vorsteher in Helenes Amtszeit seinen Dienst an. Sie selbst ging erst mit beinahe siebzig Jahren 1952 in Ruhestand, was ihr außerordentlich schwer fiel.
Ihre Nichte Ruth Zeller hatte sie als Sechzehnjährige aus dem Erziehungsheim Beuggen zu sich geholt und erzog sie sehr rigide noch etwa zehn Jahre. Nach der Bombennacht 1943 schrieb sie an einem Memoirenbüchlein, in dem sie für »ihre« Kinder die Familiengeschichte festhalten wollte, das jedoch auf seinen 90 Seiten zunehmend verworrener wird. Es beschreibt neben der eigenen Kindheit vorwiegend sämtliche Geschwister ihrer Eltern und deren Familien; über den weiteren Fortgang in der eigenen Familie enthält es wenig, über Emmas Leben nach der Kindheit nur noch die Hochzeit, sonst kein Wort mehr. Gewissensbisse

über eigene Versäumnisse und Fehlentscheidungen scheinen sie im Alter geplagt zu haben, doch bringt sie sie kaum zu Wort. In diesen Aufzeichnungen findet man überraschend offene Kritik am eigenen Vater, dabei merkt sie nicht, wie sehr sie ihm ähnelt.

Ich habe das »Tantele« bis zu meinem siebten Jahr noch gekannt; zum Schulbeginn schenkte sie mir eine gute Blockflöte, und den Urlaub zuvor hatten meine Eltern mit mir dort bei ihr in Scheuern zugebracht.

Ihr Tod am Sonntag, 26. Februar 1956 war der erste, den ich bewußt erfuhr, zur »Aussegnung« wurde ich mitgenommen. Bei der Beerdigung auf dem Karlsruher Stadtfriedhof waren wir Kinder dabei an ihrem offenen Sarg. Unauslöschlich blieb uns, wie mein Vater über ihr Gesicht strich.

Die nächste Schwester, Martha Zeller, Jahrgang 1887, blieb bis zum Inflationsjahr 1923 Haushälterin ihres Vaters in Stuttgart und versorgte dabei auch den kleinen Kurt. Später arbeitete sie als Krankenschwester in Grunbach bei Waiblingen und hatte so ihre eigene bescheidene Versorgung.

Sie scheint von schlichter, gutmütiger Art gewesen zu sein. Im Alter wurde sie in einem diakonischen Heim in Kork bei Kehl betreut, wo sie sämtliche Geschwister überlebte und mit 71 Jahren starb.

Die Jüngste der Zeller-Geschwister, Margarete, wuchs als hübsches, verwöhntes Nesthäkchen heran. Sie war fünf Jahre jünger als Emma und das einzige Kind der zweiten Mutter. Auch erwachsen galt sie als »großes Kind« und erlernte keinen Beruf. Nach dem Bankrott des Vaters wurde sie vom Stuttgarter Wohlfahrtsamt und der Ärztlichen Unterstützungskasse versorgt. Im Diakonissenhaus Schwäbisch Hall kam sie als Küchenhilfe unter und starb dort 1948 mit 54 Jahren. Der Gedanke liegt nahe, ob nicht auch sie ein potentielles Euthanasieopfer gewesen wäre, auch ohne daß man ihr Emmas »Erblast«, die Blutsverwandtschaft der Eltern, nachsagen konnte.

In der Psychiatrie in Weinsberg (1932-1940)

»Zur Orientierung will ich Dir sagen, daß Emma nicht geisteskrank war; als die Söhne zum Zweck ihrer freiwilligen Meldung zum Militär Angaben über eventuelle Erbkrankheiten in der Familie machen mußten, habe ich mir von der Direktion die Diagnose für ihre Mutter erbeten, die auf psychopathische Haltlosigkeit, nicht Erbkrankheit lautete. Die Folge dieser Haltlosigkeit war 1928 der Fehltritt, der unsere kleine Ruth zur Folge hatte, die nun 12jährig in Beuggen lebt. Damals brachten wir Emma weit weg, vor allem der Schande wegen, die auf unsrem alten Vater sehr schwer lastete. Später besprach ich mich einmal mit dem früheren Direktor von Weinsberg, Weinland, der mir riet, sie ihnen zur Bewahrung zu geben & später, nachdem er sie kennen lernte, urteilte, daß sie ohne Stütze sich außerhalb einer Anstalt nicht werde halten können, in der Anstalt aber gut versorgt sei. Daß sie schwierig war, wißt Ihr ja selber durch Eugen, aber wir hätten später doch vielleicht versuchen können, sie unter einer gewissen Beaufsichtigung irgendwie unterzubringen ohne Anstalt.«

Diese aufschlußreiche Mitteilung schrieb Helene Zeller an Verwandte im Sommer 1940, unmittelbar nach Emmas Tötung. In einem anderen Brief aus denselben Tagen an eine Diakonisse schreibt sie:

»Nach dem Tode meines Schwagers, der ein Grippeopfer des Weltkrieges geworden ist, verlor meine arme Schwester den inneren Halt und ließ sich nach längerem Aufenthalt in Borsdorf und Aprath überreden, in die Heilanstalt Weinsberg freiwillig zu gehen. Sie ist nun 8 Jahre dort gewesen. Wir hatten zu den Ärzten und besonders zu dem früheren Leiter ein sehr nettes Verhältnis.«

Aus diesen beiden Briefen läßt sich rekonstruieren: Helene, die schon 1927 ihren älteren Bruder Karl Zeller in die staatliche Psychiatrie Weinsberg brachte, sprach anläßlich eines Besuchs mit Obermedizinalrat Dr. Gustav Weinland über Emma, und beide erwogen ihre Aufnahme. Das muß nach 1928 gewesen sein; Weinland war ärztlicher Direktor des Weißenhofes von 1918 bis 1933. Zu einem weiteren Besuch bei Karl brachte sie Emma selbst mit und stellte sie dem Anstaltsleiter vor. Sie überredete ihre Schwester zum »freiwilligen« Eintritt, obwohl diese ja seit 1930 unter Pflegschaft stand. Doch es muß sich um einen gewissen Sonderstatus gehandelt haben, bei dem von der Witwenpension ein Eigenbeitrag in die Anstaltskasse floß und Emma relativ viel Ausgang hatte.

Ihre gesamte Krankenakte ist beim Euthanasietransport mitgenommen und wohl später in Berlin vernichtet worden. In Weinsberg gibt es nur noch ihren Aufnahme- und Entlassungsschein, zwei Listeneinträge in den Patientenhauptbüchern und glücklicherweise die vollständige Akte ihres Bruders, die Rückschlüsse zuläßt und Nachrichten von ihr enthält.

Am 15. Februar 1932 wird sie gebracht, einem Montag. Sicher erfolgt eine ausgiebige Untersuchung mit Protokoll über den »status corporis« und eine Befragung ihrer selbst und Helenes. Aus der Zeit ihrer Entmündigung könnten auch frühere Untersuchungsergebnisse vorgelegt worden sein. Der Eintrag der Diagnose weist merkwürdige Unstimmigkeiten auf. So wird eine »Psychopathie 3a//1b« eingetragen, also eine seelische Erkrankung, die etwa drei Jahre zuvor eingetreten sei. Gleichzeitig wird aber die vorgedruckte Diagnose »Angeborene Geistesstörung« unterstrichen. Unter dem Stichwort »Erblichkeit« wird auf die belastenden Faktoren Blutsverwandtschaft der Eltern, Trunksucht des Großvaters und Geisteskrankheit des Bruders hingewiesen, wobei letzterer in Weinsberg als »ungeklärter Fall« galt und nicht als schizophren eingestuft wurde. Die Untersuchung nimmt entweder Dr. Weinland selbst vor oder der Abteilungsarzt Dr. Heinrich Fehr. Emma wird ins Frauen-Landhaus Nr. 6 eingewiesen. Ihr Bruder sieht sie dort erstmals am Mittwoch im Garten und versteckt sich vor ihr. Doch am Sonntag stattet er ihr einen kurzen Besuch ab. Als sie drei Wochen später ihren 43. Geburtstag hat, ist kein Besuch von ihm bei ihr eingetragen, erst wieder am 24. April, am Tag zwischen seinem und ihrem 20. Hochzeitstag. Haben sie wohl daran gedacht?

Am 15. Mai wird der Besuch eines ihrer beiden Söhne erwähnt, der vielleicht länger in der Gegend bleibt, denn fünf Tage später darf sie laut Eintrag Helene und Kinder an die Bahn begleiten. Dorle allein, die siebzehnjährige Tochter, ist am 8. August da. Am 13. November ist erstmals ein Besuch bei Familie Fuchs, Verwandten der zweiten Mutter in Heilbronn, aufgeführt; dort werden die Zellergeschwister in der Folge noch oft sein und sich auch mit Verwandten treffen können. Bei einem dieser Treffen, ein bis zwei Jahre später, ist das folgende Foto entstanden, das Frieda Fuchs, Kurt, Emma, Eugen und Martha zeigt, in der vorderen Reihe Helene, den Lehrer Johannes Fuchs und seine Frau Maria.

Noch auf keinem Bild habe ich dich bisher so heiter gefunden, Emma. Du stehst im Mittelpunkt, deine Söhne lachen zu dir herüber. Erstmals kann ich glauben, daß du deine Kinder auch in den Arm genommen und geküßt hast.

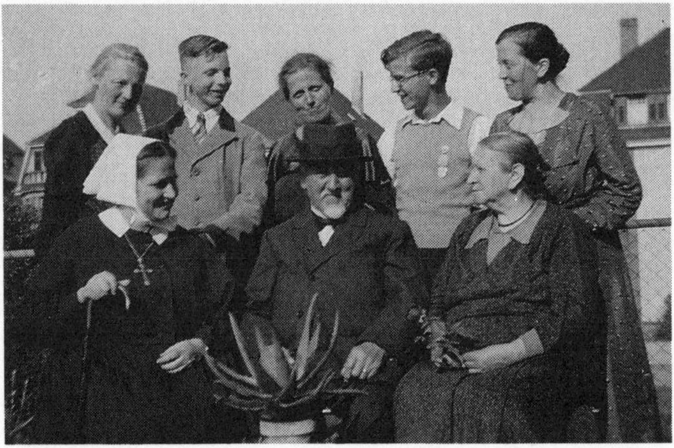

Auf Eugens Konfirmationsfotos dagegen, wohl aus demselben Jahr, ist Emma nicht zu sehen. Die Mutterstelle hat Helene übernommen.
In der Krankenakte von Karl Zeller wird anläßlich von Besuchen erwähnt, in welchem der kreisförmig angeordneten Landhäuser Emma jeweils wohnte: in F 6 bei ihrer Einlieferung und dann wieder im Oktober 1933 und Anfang 1936; die wohl offenste Station F 1 wird erwähnt im April 1932, von März 1934 bis Januar 1936 und dann wieder ab 12. März 1936. Im Februar 1938 soll sie in F 9 gewohnt haben, im April in F 7 und im Dezember wieder in F 1. Ab Januar 1939 scheint sie dann nur noch in F 5 untergebracht gewesen zu sein, doch sind weitere bei Karl nicht erwähnte Unterbringungen durchaus möglich. Die Motive für diese häufigen Verlegungen – Sicherheitsgründe, Krankheitsphasen – sind nicht mehr zu ermitteln. Für Emma aber waren sie jeweils mit Umgewöhnung an eine neue Gruppe und neues Personal verbunden.

Emma, als am 30. Januar 1933 Hitler mit seiner NSDAP die Macht ergriff, wie war da bei euch die Stimmung? Gab es, wie beim Pflegepersonal, auch unter euch Patienten Begeisterte? Oder war euch schon klar, daß ihr nichts Gutes vom neuen Staat zu erwarten hättet? Daß man euch als unnütze Esser, als minderwertige Erbträger und sehr bald als »lebensunwertes Leben« einstufte? Ließ man bei euch Patienten abfällige Bemerkungen gegen die Regierung durchgehen, oder wurde euch von den Parteigenossen in der Anstalt gedroht?

Im März 1933, um Emmas 44. Geburtstag herum, liegt Karl mit hohem Fieber zu Bett und kann sie nicht besuchen. Im April notieren seine Pfleger über ihn: »Schenkt seiner Schwester gelegentlich 50 Pfennig, besucht sie regelmäßig, ist aber ohne eigentliche Anteilnahme.« Am 7. Juli wird erstmals erwähnt, daß sie ihn besucht; er wohnt im Landhaus M 1. Nur zwei Ausgänge Emmas lassen sich in diesem Jahr nachweisen. Am 4. Dezember ist sie mit Karl den ganzen Nachmittag bei den Fuchs-Verwandten in Heilbronn. Und am 28. Dezember, als Helene mit den Kindern zu Besuch da ist, wird die ganze Familie zum Mittagessen ins Gellmersbacher Pfarrhaus eingeladen.
Pfarrer Wilhelm Betz, um diese Zeit 61 Jahre alt, stammt als Bauernsohn vom Klumpenhof bei Neuenstein, wo Emmas Stiefmutter ebenfalls bäuerliche Verwandte hatte. Er pflegt diese Jugendbekanntschaft und wohl auch amtsbrüderliche Solidarität, indem er sich um die Zeller-Geschwister auf dem Weißenhof besonders kümmert.
Pauline G., das ehemalige Hausmädchen bei Pfarrer Betz, erinnert sich noch an jenes Weihnachtsessen, denn sie buk

damals 222 Fasnachtsküchle, die dann in zwei Tagesrationen verzehrt wurden!

Diese Familienbesuche im Gellmersbacher Pfarrhaus wiederholten sich. Emmas Sohn Kurt erinnert sich, wie sie mit den Betz-Söhnen im Pfarrgarten spielten und mit dem Luftgewehr schossen. Wenn sich die Erwachsenen derweil unterhielten, kam die Rede wohl auch auf Emmas und Karls Onkel Christian Zeller, der einst in Emmas Geburtsjahr Pfarrverweser in Gellmersbach gewesen war und mittlerweile in der psychiatrischen Anstalt Schussenried lebte. Er starb dort 1941 mit 80 Jahren, allerdings nicht durch Euthanasie. Ein weiterer, nur entfernter Verwandter war der Weinsberger Dekan Zeller, zwei Jahre jünger als Karl, bei dem die Geschwister auch gelegentlich Gottesdienste besuchten und eingeladen wurden.

Gastfreundschaft in Gellmersbach bot auch Familie Hohly, besonders Heinrich Hohly, der dort die pietistische Hahnsche Gemeinschaft leitete. Bei dieser Familie halfen Emma und Karl öfters im Oktober bei der Weinlese, was noch mehr Weißenhofpatienten taten, um sich ein zusätzliches Taschengeld zu verdienen. Dabei entstanden, vielleicht von Pfarrer Betz aufgenommen, die drei letzten Aufnahmen von Emma, die wir kennen. Mit hellem Kopftuch steht bzw. sitzt sie inmitten anderer Erntehelfer. So zufrieden wie auf diesen Bildern sah sie ihr ganzes Leben noch nicht aus! Eins der Bilder wurde rückseitig mit der Aufschrift versehen: »Frau Pfarrer Dab, Anstalt (gemordet in der Hitlerzeit).«

Emma hat auch sonst im Weißenhof mitgearbeitet, denn auf der ersten Tötungs-Transportliste von 1940, die ihren Namen enthält, ist dieser mit dem handschriftlichen Vermerk »arbeitsfäh.« wieder gestrichen worden, was ihr eine

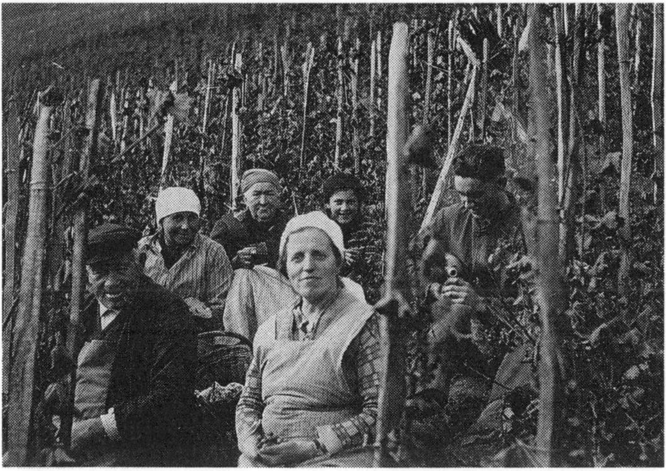

Lebensverlängerung von vier Wochen einbrachte. Sie war also nicht (oder nicht mehr) die feine Städterin, und wenn manche sie immer noch »Frau Pfarrer« nannten, so bedeutete das von ihr aus keinen Dünkel. Eher scheint Karl anfänglich die Landarbeit als erniedrigend empfunden zu haben. Übliche Arbeiten für Patientinnen waren in jenen Jahren Wäscherei, Näh- und Bügeldienst und Gemüseputzen. Als Beschäftigungstherapie galt das Roßhaarzupfen für Matratzen, das Flechten von Fußmatten, ab 1936 auch die Herstellung von Pantoffeln. Bis 1939 konnten Webstühle bedient werden, wofür später das Material ausging; stattdessen wurde die Bürstenbinderei verstärkt. Auch in Garten und Landwirtschaft wurden immer schon – getrennt von den Männern – Frauengruppen eingesetzt, im Krieg noch vermehrt infolge Männermangels bei den Angestellten. Die übliche Bezahlung war ein Päckchen Feinschnitttabak in der Woche.

Nach Weihnachten 1934 versendet Emma eine Christrosen-Karte an ihren Schwager nach Reutlingen, das letzte Dokument ihrer Handschrift:

»Weinsberg, den 29. Dez. 1934.
Meine Lieben! Zum neuen Jahre sende ich Euch die herzlichsten Glück- und Segenswünsche. Schon lange habt Ihr nichts mehr von Euch hören lassen. Ich würde mich auch freuen wenn Du l. Schwager mir bald einmal schreiben würdest. Die Kinder werden sich auch sehr auf Weihnachten gefreut haben? Hermann hat sich ja verlobt? Wie alt ist denn der Bräutigam? Leider habe ich dies Jahr an Weihnachten meine Kinder nicht gesehen; aber es geht ihnen soweit gut. Kurt gefällt es gut in der Maschinenfabrik in Obereßlingen. Er hat Euch ja auch schon besucht. Ich hoffe, daß Ihr Lieben mich im neuen Jahr bald einmal besucht . . . Wie geht es im Geschäft? Grüßt bitte Eure l. Kinder vielmals von mir, Euch beide grüßt für heute besonders herzlich Eure Schwägerin Emma Dapp.«

1934 war das Jahr, in dem – auch in der Weinsberger Anstalt – die Zwangssterilisationen begannen. Sieben Männer und sechs Frauen wurden in jenem Jahr unfruchtbar gemacht; bis zum Beginn der Euthanasie 1940 waren es 94 Männer und 99 Frauen. Ihre Personalien werden bis heute im Archiv aufbewahrt. Emmas Name ist trotz ihrer »Haltlosigkeit« nicht darunter. Wahrscheinlich wurde sie gar nicht mehr in Betracht gezogen, weil sie mit 45 Jahren nicht mehr gebärfähig war.
Es erstaunt beim Durchsehen des Berichtsheftes, wie oft und lang die beiden Zellergeschwister ohne Begleitung Ausflüge machen durften. Kleine Sicherheitsmaßnahmen wurden allerdings wohl doch getroffen: eine Nichte erzählt, daß Emma selbstgefertigte Schächtelchen und Nadelkissen mitbrachte und stattdessen um eine Schere

bat, die man ihr aber ausdrücklich nicht aushändigen durfte.
An die Ernährung auf dem Weißenhof erinnert sich ein ehemaliger Oberpfleger und erwähnt auch dabei am Rande Schutzvorkehrungen:

»Nun, was die Verpflegung anbetrifft – sie war, den heutigen Verhältnissen entsprechend, sehr dürftig, trotzdem alles viel billiger war. Pfleger bekamen das Essen aus dem selben Topf wie die Patienten. Weißbrot, Butter und Marmelade gab es nur am Sonntag, die Woche über nur Schwarzbrot...
Pellkartoffeln waren Trumpf. In der Woche gab es mindestens viermal mittags und dreimal abends, dann zweimal Schweine- oder Rinderbraten, zweimal Grieben- oder Leberwurst, alles sehr fett, wie es eben früher war, einmal Eintopf und einmal dicke zähe Pfannkuchen. Dann im Winterhalbjahr gekochten oder gebackenen Fisch, damals wußte man noch nichts von Fischfilet oder entgrätetem Kochfisch, dann gab es noch Fischsuppe, Fischknödel oder Fischgulasch. Sie mögen sich vorstellen, was das auf der Abteilung für eine Arbeit war, den Patienten das Essen mundgerecht vorzubereiten, da sie selbst kein Messer und keine Gabel zur Verfügung hatten, außer den Abteilungen 1 bis 3.«

Demnach hatte Emma also nur während ihrer Zeiten im Landhaus F 2 normales Eßbesteck, und auch das nur unter Aufsicht.

Am 4. September 1938 kommen – im Berichtsheft nicht namentlich bezeichnete – Verwandte zu den Geschwistern; möglicherweise ist das der jährliche Besuch Helenes mit den mittlerweile erwachsenen Kindern. Ein späterer Verwandtenbesuch ist bis zu Emmas Tod nicht mehr belegt, und auch Emmas Söhne geben an, ihre Mutter zum letztenmal etwa 1938 gesehen zu haben.

Mein Vater glaubt sich heute zu erinnern, dein Anblick sei zum Fürchten gewesen, Emma. Du hättest wie eine Tote ausgesehen. Färbt da schon dein Ende die Erinnerung, oder was war vorgefallen? Welkte dir Haut und Haar jetzt nach den Wechseljahren? Wurde schon an der Verpflegung für euch »unnütze Esser« gespart? Ging das Personal infolge des Zeitgeistes und der einsparungsbedingten Überarbeitung nun rüder mit euch um? Frau Dr. Lauenroth etwa habe dich »schikaniert«, »nicht als Ärztin« an dir gehandelt, schreibt Helene dann nach deinem Tod.

Ob Emma jemals eine spezifische Behandlung im Weißenhof erfuhr, habe ich nicht ermitteln können. Bekannt ist, daß Schizophrene Pyrifer und Cardiazol erhielten, aber Emma wurde niemals und Karl seit 1927 auch nicht wieder als schizophren eingestuft. Gewalttätige erhielten in Weinsberg Netzbehandlung, aber selbst bei gelegentlichen Schlägereien Karls ist diese nicht erwähnt. Elektroschocks wurden frühestens 1942 angewendet, als beide Geschwister nicht mehr da waren. Ansonsten wurden die Patienten lediglich beobachtet, gewogen und in ihrem Verhalten beschrieben. Es gab Visiten, bei denen Karl sich beispielsweise regelmäßig über dies und jenes beklagte, und in großen Abständen auch Einzelgespräche mit Ärzten, die dann sehr summarisch notiert wurden. Therapeutische Gruppengespräche wurden offenbar nicht vorgesehen. Als Therapie galt der Arbeitseinsatz, zu dem man mit der Gruppe »ausrückte«.
Noch in diesen Friedensmonaten meldeten sich Emmas Söhne, Kurt und Eugen, freiwillig zur Reichswehr. Eugen war als Mitglied eines christlichen Jugendkreises aus der Hitlerjugend ausgeschlossen worden und hätte sonst nicht

studieren dürfen. Bei der Musterung wurden sie nach Erbkrankheiten in der Familie befragt. Helene ließ sich von der Weinsberger Direktion nochmals eine Diagnose für Emma geben, die auf »psychopathische Haltlosigkeit« lautete, ausdrücklich nicht auf eine Erbkrankheit und auch nicht auf Geisteskrankheit. Daß Emma dann 1940 zur Euthanasie ausgesucht wurde, lag also einzig an ihrer langen Verweildauer in der Anstalt und nicht an ihrer Diagnose!
Am 11. März 1939 wird Emma fünfzig Jahre alt, sechs Wochen vor Adolf Hitler. Karl muß an diesem Tag zum Zahnarzt und besucht sie nicht; auch sein fünfzigster Geburtstag war 1931 sang- und klanglos vorübergegangen. Sonstige Verwandtenbesuche sind ebenfalls nicht feststellbar.
Karl besucht eine Woche später die Wehrmachtsvorführung in Weinsberg. Ob Emma mitgeht und stolz auf ihre Reichswehr-Söhne ist? Die Zeichen stehen auf Kriegsvorbereitung. Längst sind Österreich und das Sudetenland an Großdeutschland angeschlossen.
Mit dem Überfall auf Polen beginnt Hitler am 1. September den Zweiten Weltkrieg. Es ist Freitag, Jahrestag des Sieges von Sedan. Auch in den Weinsberger Landhäusern melden die Volksempfänger: »Seit 5 Uhr 45 wird zurückgeschossen!«
Auf diesen Tag datiert Adolf Hitler ein Schreiben, das er wahrscheinlich erst im Oktober verfaßt hat:

»Adolf Hitler — Berlin, den 1. September 1939

Reichsleiter Bouhler und
Dr. med. Brandt

sind unter Verantwortung beauftragt, die Befugnisse namentlich zu bestimmender Ärzte so zu erweitern, daß nach menschlichem Ermessen unheilbar Kranken bei kritischer Beurteilung ihres Krankheitszustandes der Gnadentod gewährt werden kann.«

Es ist kein Gesetz. Der Reichsjustizminister muß noch ein Jahr später zugeben, über die gesetzlichen Grundlagen der Aktion Gnadentod nicht informiert zu sein. Hitler benutzt seinen privaten Briefbogen, auf den seine Regierungsfunktion »Führer und Reichskanzler« nicht aufgedruckt ist. Eine Veröffentlichung des Euthanasieerlasses ist nicht vorgesehen. Und trotzdem sind die Formulierungen höchst vorsichtig gewählt: es geht um »Gnadentod« für »nach menschlichem Ermessen unheilbar Kranke«, und dies auch nur, nachdem ihr Krankheitszustand »kritischer Beurteilung« unterzogen worden ist. Verharmlosung und Geheimhaltung kennzeichnen die Großaktion, die dieser kleine Erlaß auslöst.

Das ist dein Todesurteil, Emma. Obwohl du nicht darin vorkommst: du bist nicht unheilbar krank, du wirst nicht kritisch beurteilt, und von Gnadentod kann keine Rede sein. Das symbolische Datum des Kriegsausbruchs verrät die wahren Motive: ihr sollt als unnütze Esser ausgemerzt werden, und Soldaten und Verwundete sollen eure Schlaf- und Pflegeplätze und euer Essen bekommen. Schulbücher dieser Zeit sagen es in gehässiger Offenheit, wenn sie ausrechnen lassen, wieviel ein Pflegeplatz kostet.

Zu diesem Zeitpunkt wußte in Weinsberg noch niemand von diesen mörderischen Planungen, auch nicht der neue vorläufige Anstaltsleiter, Medizinalrat Jooss. Da trafen am 9. Oktober per Post vom württembergischen Innenministerium Meldebögen ein, die bis zum 1. November ausgefüllt zurückzugeben waren. Nach meinem Wissensstand habe ich einen solchen Meldebogen für Emma auszufüllen versucht . . .

Mir ist unbehaglich, Emma, daß ich da selbst Hand anlege, daß ich hineinschlüpfe in die Rolle der Helfershelfer bei deiner Ermordung, die nicht wußten, was sie taten. Aber es gehört wohl zu meinem Vorhaben, deine Geschichte lebendig werden zu lassen, und es ist eine merkwürdige Erfahrung, dabei schuldig, mitschuldig zu werden. Du hast wohl selber gar nichts erfahren von diesem Fragebogen, der dann eine so entscheidende Rolle bei deiner Selektion spielte. Ich merke, daß ich gar nicht bei allen Rubriken weiß, wie sie ausgefüllt wurden. Schrieb man bei deiner Rasse nur »deutsch«, weil ohnehin klar war, daß diese Bezeichnung für Nichtarier nicht mehr verwendet werden durfte? Welche deiner verschiedenen Diagnosen wurde eingetragen? »Angeborener Schwachsinn« stand ein Halbjahr später auf deinem Entlassungsschein, obwohl das meiner Meinung nach nicht zutrifft. Welche Beschäftigungen wurden aufgezählt? Manche Anstalten gaben ihre Schützlinge für wenig arbeitsfähig aus, weil sie fürchteten, die Tüchtigsten sonst abtreten zu müssen – und sie bewirkten damit genau das Gegenteil! Werden deine insgesamt doch spärlichen Besucher als »regelmäßige« gewertet? Hatte Schwester Martha Hermstein immer noch die Vormundschaft? Galt die Evangelische Witwen- und Waisenfürsorge als deine Kostenträgerin? Denn aus deiner Witwenpension kam wohl nur die Zusatzzahlung von etwa zwei Mark pro Tag. Schließlich der schicksalhafte Kasten links unten: hier hat der Obergutachter in Berlin später dein endgültiges Todesurteil eingetragen, das rote Plus. Ein blaues Minus hätte dein Weiterleben bedeutet. Der von der Anstalt nicht auszufüllende Raum wurde bei deiner letzten Untersuchung vermutlich auch benutzt, um eine einigermaßen wahrscheinliche »natürliche« To-

desursache einzutragen, die dann im »Beileidsschreiben« verwendet werden konnte. Stand hier auch der fingierte Tötungsort und -tag, den die Familie jahrzehntelang für bare Münze nahm?

Nicht für alle 750 Patienten mußte die Weinsberger Anstalt die Meldebögen ausfüllen. Ein Merkblatt grenzte die Meldepflichtigen ein:

1. Patienten, die an nachstehenden Krankheiten leiden und in den Anstaltsbetrieben nicht oder nur mechanisch (Zupfen o. ä.) zu beschäftigen sind:
   Schizophrenie; Epilepsie; senile Erkrankungen; Paralyse und Lues; Schwachsinn jeder Art; Encephalitis; Huntington und andere neurologische Endzustände
2. Patienten, die sich seit mindestens fünf Jahren dauernd in Anstalten befinden, oder
3. als kriminelle Geisteskranke verwahrt sind, oder
4. nicht die deutsche Staatsangehörigkeit besitzen oder nicht deutschen und artverwandten Blutes sind (Jude, Neger, Zigeuner oder Mischling I. und II. Grades).

Vom zweiten Kriterium her mußten sowohl Karl als auch Emma gemeldet werden, mit zwölf bzw. sieben Jahren Anstaltsunterbringung. Ob sie auch unter das erste Kriterium fielen, ist bei beiden eine offene Frage. Auf Karls Entlassungsschein von 1940 steht »ungeklärter Fall«, auf Emmas »angeborener Schwachsinn«, was möglicherweise verhängnisvoll für sie wurde.

Am 12. Oktober, also unmittelbar nach Versendung der Meldebögen, wird auf der Münsinger Alb das Schlößchen Grafeneck beschlagnahmt. Die neunzig mehrfach behinderten Männer, die dort von der evangelischen Samariterstiftung betreut werden, müssen ihr »Krüppelheim« am

14. Oktober räumen und kommen in einem katholischen Heim im schwäbischen Oberland unter, wo sie von der Euthanasieaktion schlicht vergessen werden. Das abgelegene Schlößchen, nur vom Gestüt Marbach aus sichtbar, erscheint geeignet für die vorgesehenen Vergasungen mit anschließender Kremation. Eine Gutachterkommission unter Professor Dr. Werner Heyde reist am 17. Oktober an und befiehlt die nötigen baulichen Veränderungen. Ein Gelände zwischen Schloß und Friedhof soll mit einem hohen Bretterzaun eingefaßt werden. Es kann mit Bus befahren werden und umschließt eine Untersuchungsbaracke, eine als Duschraum getarnte Vergasungsbaracke, eine ehemalige Reitrotunde für die Leichenlagerung, Verbrennungsöfen und eine Wagenremise für drei Busse. Im Schloß muß Raum gemacht werden für etwa siebzig Mitarbeiter – Ärzte, »Pfleger« und »Krankenschwestern«, »Heizer«, Fahrer, Standesbeamte, Sekretärinnen, Küchenpersonal, Handwerker. Als der riesige Schwertransporter mit drei Kremationsöfen Anfang Januar bei Ennabeuren im Schnee steckenbleibt, gibt es erstmals unliebsames Gerede über Grafeneck.

Hitlers Erlaß war nicht der Beginn der Euthanasieplanungen gewesen. Schon seit 1930 forderten die Nationalsozialisten die Tötung »lebensunwerten Lebens«. Ein Kind namens Knauer war das erste, das um die Jahreswende 1938/39 ermordet worden war. Seit Februar arbeitete die »Kanzlei des Führers« schon an der Vorbereitung von planmäßigen Kindertötungen. Zwei Wochen vor Kriegsbeginn hatte Hitler die Erfassung sämtlicher behinderter Kinder befohlen. Die ersten erwachsenen Kranken, 3700 an der Zahl, wurden im September in Polen erschossen. Gaswagen zur Tötung waren frühestens im Dezember

in Benützung, Gaskammern mit Kohlenmonoxid ab Januar 1940, eben in Grafeneck.
Professor Heyde bildete im November in Berlin eine Gutachterkommission. Jeweils drei ärztliche Gutachter erhielten eine Fotokopie der Meldebögen und hatten darauf ihr Plus oder Minus zu vermerken. Waren diese Gutachter sich uneinig in ihrem Urteil, so entschied Heyde als Obergutachter. Er wurde 1962 der heimtückischen Tötung von mindestens 100000 Menschen angeklagt, entzog sich jedoch einer Verurteilung durch Suizid.
In der Weinsberger Verwaltung traf dann, nach Ausfertigung der Meldebögen, folgender Brief aus dem württembergischen Innenministerium ein, der summarisch alle folgenden Deportationen ankündigte, ohne auf Euthanasie hinzuweisen:

»Der Württ. Innenminister
Nr. X 4792

Stuttgart-S,
den 23. November 1939

An die
Staatlichen Heilanstalten (...)

Betreff: Verlegung von Insassen der Heil- und Pflegeanstalten
O Beil.

Die gegenwärtige Lage macht die Verlegung einer größeren Anzahl von in Heil- und Pflegeanstalten untergebrachten Kranken notwendig. Im Auftrag des Reichsverteidigungskommissars werde ich die notwendig werdenden Verlegungen von Fall zu Fall anordnen. Die Kranken werden nebst ihren Krankenakten in Sammeltransporten verlegt. Der Abgabeanstalt entstehen aus dem Transport keine Kosten; die Krankenakten werden ihr nach Einsichtnahme durch die Aufnahmeanstalt wieder zurückgegeben. Die Benachrichtigung der Angehörigen über die Verlegung erfolgt durch die Aufnahmeanstalt. Die Kostenträger sind von der Abgabeanstalt davon in Kenntnis zu setzen, daß weitere Zah-

lungen über den Tag der Verlegung hinaus insolange einzustellen sind, bis sie von der Aufnahmeanstalt angefordert werden.
Die Zentralleitung für das Stiftungs- und Anstaltswesen wird ersucht, den Erlaß den ihr unterstellten Anstalten bekanntzugeben.

Im Auftrag
(gez.) Dr. Stähle/Gr.«

Insgesamt wurden daraufhin aus Weinsberg neunmal Patienten abtransportiert, deren Namenslisten jeweils vorher zugeschickt wurden. Alle diese Massentransporte erfolgten im Jahr 1940. 908 Menschen (darunter mindestens 18 Kinder) wurden zur Ermordung abgeholt, wovon 426 Patientinnen und Patienten des Weißenhofs waren – unter ihnen Emma. Für die anderen, überwiegend aus kirchlichen Heimen, war die staatliche Anstalt in Weinsberg nur eine Zwischenstation zur Tarnung. Vermutlich endeten alle in Grafeneck, wo mindestens 10500 Menschen vergast wurden.

Jetzt verfalle ich über all diesem Grauen selbst in den Verwaltungston, der ohnehin von Staats wegen diesen ganzen Massenmord umgab. Ihr wurdet einfach verwaltet! Peinlich wurde über eure Namen und Zahlen und Habseligkeiten Buch geführt, was dann hinterher die gerichtliche Ermittlung des Unvorstellbaren gar nicht so schwierig machte.

In demselben November 1939 wird ins Handelsregister von Berlin-Charlottenburg eine »Gemeinnützige Krankentransport GmbH« eingetragen, abgekürzt »Gekrat«. Sie ist eine Scheinfirma des Euthanasiestabs in der »Kanz-

lei des Führers« und dient dem Zweck, mit roten, später graugestrichenen Reichspostbussen Patientengruppen aus den Psychiatrien in die Tötungsanstalten zu führen.
Im September schon war der 33jährige Arzt Dr. Horst Schumann vom Gesundheitsamt in Halle in die Führerkanzlei bestellt worden. Er war Nazi seit 1930, SA-Mitglied seit 1932. Er erklärte sich bereit, bei der Euthanasie mitzuwirken, und wurde daraufhin mit der Leitung von Grafeneck beauftragt. Unter ihm begannen dort im Januar 1940 die Tötungen, wobei er eigenhändig den Gashahn aufzudrehen hatte. Im Juni, als Emma nach Grafeneck kam, war er allerdings schon mit Aufbau und Leitung der Tötungsanstalt Sonnenstein beauftragt.
Nun stand also alles bereit für Emmas Todesjahr 1940, das Hauptjahr der Euthanasieaktion in Deutschland.

Humor 1940

Dunkel war's, der Mond schien helle
auf die grüne, schneebedeckte Flur,
als ein Auto blitzesschnelle
langsam um die runde Ecke fuhr.

Drinnen saßen stehend Leute,
schweigsam ins Gespräch vertieft,
als ein totgeschoß'ner Hase
auf der Sandbank Schlittschuh lief.

Und auf einem grünen Bänkchen,
das rot angestrichen war,
saß ein blondgelockter Jüngling
mit kohlrabenschwarzem Haar.

Neben ihm 'ne alte Schachtel
ungefähr von fünfzehn Jahr,
die an einem Strickstrumpf stickte,
der schon längst gehäkelt war.

Mit dieser Art Humor bin ich nach dem Krieg aufgewachsen. Vater und Onkel brachten mir diese surrealistischen Verse bei, die wohl in ihren eigenen Jugendgruppen der 30er Jahre kursierten. Welche Realitäten wurden hier in die Surrealität verdrängt?
Mir jedenfalls drängten sich diese Verse aus dem Unbewußten auf, als ich mich mit Emmas Ende befaßte. Mit eigenartiger innerer Spannung habe ich sie gezeichnet, gemalt, in Sütterlinschrift geschrieben, ihre Symbole an die damalige Realität gehalten und verglichen.

Die seltsame Nachtfahrt des langsamschnellen Autos –
der gespenstische Transport der verängstigten, gedämpft redenden Patientinnen –
der tote Hase als beinahe Beuys'sches Schlüsselsymbol –
Hitler als mit Emma jahrgangsgleicher »Jüngling«, sie dagegen mit 51 Jahren zum alten Eisen und lebensunwerten Leben herabgewürdigt –
hinter vorgehaltener Hand wurde damals das arische Rassenideal als »blond wie Hitler, schlank wie Göring« glossiert –
und die Bank ist rotbeschmiert, und das Strickzeug zeigt, daß alles längst gelaufen ist . . .
»Freut euch des Lebens, Großmutter wird mit der Sense rasiert«, dieses Scherzlied gehört in die selbe Zeit.

1940 – Emmas letztes Lebenshalbjahr beginnt. Am 22. Januar schickt Ministerialrat Dr. Stähle, Euthanasiebeauftragter im Stuttgarter Innenministerium, das Schriftstück mit dem Aktenzeichen X 5220 nach Weinsberg: die Aufforderung, für Donnerstag, 25. Januar, 52 Patientinnen verlegungsbereit zu halten. Die Liste der Namen ist beigefügt, es befinden sich auch arbeitsfähige Frauen darunter. Anstaltsleiter Jooss vermutet, die Verlegung hänge mit der Nähe des Westwalls zusammen und diene der Sicherheit der Patienten. Er informiert Pflegevorsteherin Pauline Mangold über die Namen der Frauen und was ihnen mitzugeben sei. Jede Patientin, die verlegt werden soll, wird auf der Station gebadet und erhält ihre Besitztümer oder saubere Anstaltskleidung bis zu einer Obergrenze von zehn Kilo Gewicht, unter anderem auch eine frische Zahnbürste.
Am Donnerstagmorgen schneit es heftig. Oberpfleger Willi Kübler ist gerade dabei, mit einer Arbeitsgruppe die Ausfahrt zur Gellmersbacher Straße freizuschaufeln,

»da fahren zwei große blaue, mit Wehrmachtskreuzzeichen versehene Busse an. Fenster und Türen waren mit Mattglas versehen, so daß man weder hinein- noch herausschauen konnte. Einer der Begleiter, bekleidet mit weißem Mantel, braunem Hemd, schwarzer Stiefelhose und langen Stiefeln, entstieg einem der Busse, ging auf mich zu, fragte mich in barschem Ton, wo die Direktion sich befinde ... Als man um 10.30 Uhr mit der Gruppe heimging, erfuhr man, was gespielt wurde. Die ersten Kranken wurden weggeholt.«

Möglicherweise irrt sich Kübler in Details: andere meinen, die Busse hätten anfangs noch den roten Anstrich der Reichspost gehabt, von wo sie requiriert worden waren,

und auch die Scheiben seien erst später undurchsichtig gewesen. Ein Adler mit Hakenkreuz in den Krallen war aufgemalt. Kübler teilt mit, der bestürzte Chef habe noch mit Stuttgart telefoniert, doch auch das ist unsicher, denn die Transportlisten waren ja im voraus zugeschickt worden.
Oberpflegerin Sophie Bukenhofer erinnert sich später, daß die Patientinnen ruhig eingestiegen seien und nicht die bereitgehaltenen Beruhigungsspritzen benötigt hätten.
Alle werden am selben Tag in Grafeneck vergast und sind dort unter den ersten Opfern. Als nächstes kommen eine Woche später 13 Männer von der Pfingstweide bei Tettnang zur Tötung.
Alle Namen sind noch im Patientenhauptbuch in Weinsberg vermerkt. Hinter sämtlichen Einträgen steht »ungeheilt entlassen«, und der Bestimmungsort lautet »Unbekannt«, wofür auch bald ein Stempel angefertigt wird.

Sicher waren Bekannte von dir dabei, Emma, Frauen deiner zahlreichen Stationen. Stimmt es, daß manche von euch sie beneideten, als sie reisefertig gemacht wurden? Oder hat euch jetzt schon eine unbestimmte Angst gelähmt, die dann bald zur Gewißheit wurde? Habt ihr von den Verwandten der einen oder anderen Mitpatientin gehört, daß sehr bald Beileidsschreiben eintrafen wegen eines unerwarteten Todesfalls?

Dr. Jooss schreibt jedenfalls am Montag darauf seinem Kollegen Gutekunst in Winnental einen beunruhigten Brief:

»Inzwischen ist die Angelegenheit, die mich zum Schreiben veranlaßt hat, in ein weiteres Stadium getreten, unter Begleitumständen, die einen immerhin sehr bedenklich stimmen müs-

sen. Ich bekam anfangs voriger Woche rasch nacheinander zwei Listen mit je 26 Patienten mit der Mitteilung, sie würden in den nächsten Tagen von einer Krankentransport-G.m.b.H. in Kraftwagen abgeholt, 10 kg Gepäck könnten pro Kopf mitgegeben werden. Es handelte sich fast ausschließlich um schwere, dumpfe Defektzustände. Am Donnerstag kamen zwei große Autobusse und luden die Leute ein, nur weibliche Patienten, es war eine sehr traurig anmutende Unternehmung, ziemlich wenig zünftiges Begleitpersonal. Das Wohin blieb im Dunkel, die Leute wußten oder sagten jedenfalls nur, sie hätten die Kranken in Stuttgart für einen Bahntransport abzuliefern.
Man wird ja nun mit Fragen bestürmt. Ich sage jedermann: Es ist Krieg und wir hatten einen Befehl auszuführen, der seinen Sinn in der Kriegslage hat. Man will uns aufnahmefähig machen für Patienten aus Baden . . . Glauben tue ich das aber nicht. Ich muß schon sagen, man versetzt uns mit solchen Methoden in eine fatale Lage. Unter dem Personal und auch schon in weiteren Kreisen gehen allerlei Gerüchte um, was ja nicht ausbleiben konnte . . . Unter den übrigen Patienten, namentlich auf der Frauenabteilung, ist eine ziemliche Angststimmung entstanden. Die Leute können einem leid tun, und es ist nicht einfach, sie zu beruhigen, wenn man selbst unruhig ist und nichts weiß . . .«

Gutekunst antwortet ihm am 8. Februar:

». . . Im übrigen bin ich nach wie vor der Überzeugung, daß die Kranken in großen Asylen irgendwo aufgesammelt werden und unter möglichst einfachen primitiven Verhältnissen verpflegt werden. Die Folgen dieser primitiven Verpflegung werden sich bald bemerkbar machen und nicht unerwünscht sein. Andere Gedanken verdränge ich immer noch in mir.«

Doch die Anstaltsleiter sollten bald Genaueres erfahren. Am 16. Februar werden sie zu Dr. Stähle nach Stuttgart bestellt, der sie einzeln in sein Zimmer rufen läßt. Er teilt mit, die verlegten Kranken würden in einer gut geleiteten

Anstalt von einer Kommission erfahrener Irrenärzte einige Wochen beobachtet und beurteilt. Diese Kommission würde »einzelne lebensunwerte Kranke« der Euthanasie zuführen, aber nur solche, die gleichzeitig erbkrank seien. Sie würden unter Kohlenoxidgas gesetzt hinüberschlummern, ohne etwas zu ahnen. Die Tötungsanstalt Grafeneck wird in dieser Unterredung nicht genannt. Jooss, bei Todesstrafe verpflichtet, Stillschweigen zu wahren, weiht dennoch seine Mitärzte ein. Er schreibt 1945, nach der Befreiung, vor seinem Suizid:

»Wir Ärzte sind zunächst durch unsere vorgesetzte Behörde im Dunkeln gehalten worden. Die Fragebögen ... waren uns zwar etwas aufgefallen, wir hatten aber gedacht, sie wären für irgendeinen statistischen Zweck nötig. Den ersten Abtransport hielten wir noch für eine Fürsorgemaßnahme.
Ich selbst wurde, als der Charakter der Sache durchsickerte, zu Ministerialrat Dr. Stähle nach Stuttgart bestellt und aufgeklärt. Ich habe ihm auch mein Entsetzen geäußert und um Aufhebung meiner UK-Stellung gebeten. Es wurde mir geantwortet, es sei Krieg und ich hätte auf meinem Posten auszuhalten, man erwarte von den Anstaltsärzten keine aktive Mitarbeit, sie hätten lediglich über den Zustand ihrer Patienten zu berichten.
Eine Weigerung hätte zweifellos meine Disziplinierung zur Folge gehabt, und ein anderer an meiner Stelle hätte vielleicht weniger schützend über die Patienten berichtet.
Es wurde mir bei Todesstrafe verboten, zu irgend jemandem vom wahren Charakter der Sache zu sprechen. Ich habe das meinen hiesigen Mitarbeitern gegenüber dann doch getan und während der ganzen Dauer der Verlegungen ihre Unterstützung gehabt in der abwehrenden Haltung, die die Anstalt eingenommen hat. Sie mußte sich ... beschränken auf eine Begünstigung des Heimholens von Patienten durch ihre Angehörigen und eine möglichst weite Fassung des Begriffs ihrer Arbeitsfähigkeit und Unentbehrlichkeit.«

Warum wurde Emma nicht von ihren Verwandten aus Weinsberg weggeholt? Ein Brief Helenes an Pastor Braune in Lobetal vom 8. Juli 1940 verrät, daß Emma das von Anfang an wollte und daß schließlich sogar Helene den Gedanken nicht ganz verwarf:

»Meine Schw. war in der staatlichen Anstalt Weißenhof bei Weinsberg, war geistig ganz normal, sittlich schwach und haltlos. Weil ich ihr keine Heimat bieten konnte & sonst niemand da war, taten wir sie in die Anstalt, aus der sie immer herausbegehrte mit dem Versprechen, sich zu halten. Wir hatten zu viel durchgemacht, als daß wir das hätten glauben können, der frühere Direktor der Anstalt versicherte uns auch immer, es sei für meine Schwester das Beste, sie könne es auch nirgends sonst so gut haben wie da. Das stimmte bis in die letzten 2 Jahre, in denen eine Ärztin sie so behandelte, daß immer Klagen einliefen, was bei den Ärzten sonst nie gewesen war. Wir hätten m. Schw. auch weggetan, wenn wir uns das Mittel des Wechsels, das sicher für einige Zeit Besserung gebracht hätte, nicht noch eine Weile hätten reservieren wollen. Die Direktion wußte das & hätte nach dem, was ich jetzt hörte, ganz leicht sie retten können, wenn sie uns einen Wink gegeben hätte, daß jetzt der viel besprochene Wechsel angezeigt wäre. Doch jetzt ist es ja zu spät, darüber nachzugrübeln.«

Hier wird die Schuld eindeutig weggeschoben: auf die unglaubwürdige Emma, mit der »wir zu viel durchgemacht« hätten; auf die schikanierende Ärztin, die Helene als Verfasserin des Meldebogen-Berichts verdächtigt; auf die Direktion, die doch nur einen Wink hätte geben müssen! Die eigene Mitschuld, nämlich daß sie sich »das Mittel des Wechsels« wie eine Trumpfkarte »noch eine Weile reservieren« wollte, die wird nur am Rande angedeutet. Sie hatte eine Unterbringung Emmas im Diakonissenhaus Schwä-

bisch Hall erwogen, wo sie vor der Euthanasieaktion jedoch keineswegs sicher gewesen wäre!
Daß nun über drei Monate vergehen, ohne daß ein weiterer Krankentransport angekündigt wird, mag die Gewissensnöte des Weinsberger Personals erleichtert haben. Karls Pfleger finden entweder keine Zeit oder sehen keinen Anlaß, sein Berichtsheft nachzutragen. Lediglich in vierteljährlichem Abstand, am 1. März und 1. Juni, wird notiert, sein Zustand sei unverändert, er rücke regelmäßig mit der Gruppe zur Arbeit aus und habe oft freien Ausgang. Emma auch? Sie wird nicht mehr erwähnt. Am 11. März ist ihr 51. Geburtstag, der letzte. Post ist sicherlich gekommen, aus Karlsruhe, von den Söhnen aus dem Feld, von Dorle aus Beuggen, das vielleicht auch die knapp 12jährige Ruth zum Schreiben an die unbekannte Mutter angehalten hat. Besuch ist wohl nicht da.
Medizinalrätin Dr. Lauenroth läßt sich drei Tage später krankschreiben und quittiert am 1. April ihren Dienst ganz. Zwischen ihr und Emma muß es, abgesehen von wiederholter »Schikane« und »Gezerfe« während der letzten beiden Jahre, noch einen besonderen Vorfall gegeben haben. Helene schreibt darüber am 3. Juli 1940 an die Weinsberger Direktion:

»Besonders erschütternd ist für mich die Tatsache, daß meine Schwester von Januar ab in ihren Briefen immer wieder erwähnt, daß ihr von der Ärztin, der sie ja gewiß manche Not gemacht hat, wiederholt gedroht worden ist, es ›könne ihr auch noch blühen‹, was den andern geschehen ist. Über diese Tatsache, die ja sicher wahr ist, sonst hätte die Klage meiner Schwester nicht die Zensur passiert, komme ich nicht weg.«

Anstaltsleiter Dr. Jooss selber antwortet am 5. Juli:

»Die Frau Medizinalrätin Lauenroth zugeschriebene Äußerung ist nach deren Angabe nicht gefallen. Briefe Ihrer Schwester an nächste Angehörige wurden nicht in allen Einzelheiten zensiert.«

Abgesehen von der grotesken Argumentation beider Seiten, im Passieren der Zensur einen Wahrheitsbeweis und in der Lückenhaftigkeit der Zensur einen Anzweiflungsgrund von Emmas Klagen zu sehen – abgesehen davon fällt mir auf, daß Emma sich doch gewehrt hat, so gut sie konnte! Bei den Heilbronner Verwandten etwa weinte sie sich aus und äußerte, sie könne unmöglich auf dem Weißenhof bleiben. Nur wurden diese Klagen nicht als Grund zur Verlegung ernstgenommen. Genau genommen hätte Helene die furchtbare Entgleisung der Ärztin sogar als den erwarteten »Wink« verstehen können, »daß jetzt der viel besprochene Wechsel angezeigt wäre«.
Anfang Mai trifft bei der Weinsberger Direktion die zweite Transportliste ein. Wieder sind es nur Frauen, die angefordert werden, neunzig insgesamt, und als Nr. 22 steht Emma Dapps Name darauf!
Dr. Jooss streicht fünfzehn der Namen, und nach telefonischer Rücksprache bei Dr. Stähle zwei weitere. So werden am 8. Mai »nur« 73 Patientinnen abgeholt.

Hast du es eigentlich mitbekommen, Emma, daß du für die Tötung am 8. Mai bereits angefordert warst? Hatte man dich auch schon gebadet und dein Gepäck gerichtet? Jedenfalls ist dein Name einer der sechs durchgestrichenen auf der ersten Seite der Transportliste. Links neben deiner Zeile steht ein großes A, mit Bleistift eingetragen, und neben dem Familiennamen noch »arbeitsfäh.«. Bei den anderen steht nicht so viel. Die 67jährige Christine aus Neckar-

westheim und die fast 70jährige Emilie aus Heilbronn, Nr. 4 und Nr. 6 auf der Liste, die sind anscheinend nicht mehr angefordert worden. Aber ihr anderen Geretteten, die 63jährige Marie aus Neckarweihingen, die 67jährige Friederike aus Ochsenbach, die 76jährige Pauline aus Crailsheim und schließlich du – ihr alle standet schon vier Wochen später wieder auf einer Transportliste und wurdet endgültig nach Grafeneck geholt. Kanntest du eigentlich Wilhelmine aus Kleingartach, die nur fünf Jahre jünger als du und auch Mutter mehrerer Kinder war? Sie wurde schon diesmal deportiert.

Am 31. Mai ergeht aus Stuttgart der Erlaß zum dritten Transport. 75 Weinsberger Patientinnen werden diesmal angefordert, und Emma ist Nr. 6 auf der Transportliste. Marie, Friederike und Pauline, die mit ihr am 8. Mai zurückgestellt waren, gehen ihr auf der Liste unmittelbar voraus. Wieder nützt Anstaltsleiter Jooss seinen Spielraum und streicht elf Namen von der Liste. Aber bei den zum zweitenmal Angeforderten versucht er es offenbar nicht mehr.

Es fällt mir schwer, was jetzt noch kommt, zu beschreiben. Am 2. Juni war noch einmal Sonntag. Warst du in der Kirche? Hast du deinen Bruder Karl noch einmal gesehen? Er muß dir irgendwann noch zehn Reichsmark für die Reise zugesteckt haben, denn die wurden nachher zurückgeschickt. Wußten deine Pflegerinnen schon von dem tags zuvor eingegangenen Brief aus Stuttgart? Du mußt noch einmal nach Karlsruhe geschrieben haben, denn Helene teilt später mit, bis zur Todesnachricht sei sie drei Wochen ohne Brief von dir gewesen.

Letzter Tag in Grafeneck: 4. Juni 1940

Emmas kürzester Lebenstag wird nun der längste sein, wenn wir all seinen Details standhalten.

Ich ertappe mich bei dem Wunsch, du habest gebetet an diesem Dienstagmorgen, und das habe dich dann diesen Tag gefaßt durchstehen lassen. Aber ich merke, dieser Wunsch soll mich selbst beruhigen. Keiner von uns weiß es. Warum sollst du nicht geweint oder gehadert oder gar einen vergeblichen Fluchtversuch unternommen haben!

Wohl alle im Weißenhof, die zu klarem Denken fähig sind, wissen bei der dritten Transportvorbereitung, daß es in den Tod geht. Baden die Pflegerinnen ihre angeforderten Patientinnen trotzdem noch? Sie denken ja, daß wenigstens noch ein paar Tage vor ihnen lägen. Vielleicht tun sie es auch aus Mitleid, als letzte Wohltat.

Emmas Reisegepäck ist zusammengestellt. Es ist nur ein Einkaufsnetz und wiegt längst nicht die erlaubten zehn Kilo. Zu Kleidern und Wäsche packt sie noch ihr eigenes graviertes, silbernes Eßbesteck, ohne Messer. Ihr Gesangbuch, die württembergische Ausgabe von 1912, ist das einzige Schriftstück. Die beiden Eheringe, auch den ihres Mannes, hat sie wohl am Finger; die Armbanduhr ist umgelegt. Eine neue Zahnbürste und ein Stück Seife bekommt sie wie alle andern zugeteilt. Ihre Barschaft besteht in dem Zehnmarkschein, den ihr der Bruder noch zugesteckt hat.

Die Reichspostbusse kommen an diesem Morgen wohl wieder durch die Gellmersbacher Einfahrt herein ins

Weißenhofgelände. Vom Landhaus F 5 aus, wo Emmas Aufenthalt zuletzt bezeugt ist, kann man sie nicht sehen. Voraus fährt ein Pkw, ein Fiat oder Tatra, dem der Transportführer entsteigt: Hermann S., später bekam er den Auftrag, die Opfer und ihre Vergasung zu filmen – Filmtitel: »Dasein ohne Leben« –; er blieb zeitlebens straffrei. Er geht mit der Transportliste zum Direktionszimmer, meldet die Ankunft der Wagenkolonne und verlangt die vollständigen Patientenunterlagen der angeforderten Frauen. Direktor Jooss, Parteigenosse seit Mai 1933, wird das »Heil Hitler!« erwidert haben. Durch die bisherigen Todesnachrichten weiß er von Grafeneck, wörtlich genannt wird es wohl auch diesmal nicht. Läßt er Bedenken laut werden? Jedenfalls besteht er darauf, wieder einige arbeitsfähige Frauen von der Liste zu streichen, was ihm erlaubt wird. Dann verständigt er telefonisch die Stationspflegerinnen der Angeforderten. Diese müssen jeder mit Tintenstift eine fünfstellige Nummer auf die Schulter schreiben.

Derweil warten die Fahrer vor der Weißenhofverwaltung bei ihren drei Bussen. In Frage kommen aus der Grafeneck-Besatzung Toby S., Willi J., Paul R. oder Walter S. Wahrscheinlich dürften die Busscheiben diesmal schon undurchsichtig gestrichen worden sein. Hinter der Fahrerkabine können die Innenräume hermetisch geschlossen werden, was beim Weinsberger Oberpfleger den Verdacht aufkommen läßt, die Patienten würden schon unterwegs vergast. Zwei grob wirkende Begleitpersonen gehören zu jedem Bus, mit Beruhigungsspritzen und Handschellen. Einer der Busse ist mit Krankenliegen und Toilette ausgestattet. Die je 25 Sitze haben eine Anschnallvorrichtung.

Grüppchenweise treffen die Patientinnen ein – solche, die schon jahrelang in Weinsberg zusammengewesen sind und sich kennen, und andere, für die der Weißenhof nur Zwischenstation war; Geistes- und Gemütskranke, Junge (ab 25 Jahren) und Alte (bis zur 76jährigen), scheinbar Teilnahmslose und gute Arbeiterinnen und Freigängerinnen. Zieht ein Angestellter den Leiterwagen mit Gepäck und verstaut es auf dem Busdach? Weinen manche Pflegerinnen, als sie ihr Grüppchen abliefern? Augenzeugen solcher Transporte erinnern sich an bewegende, klarsichtige Aussprüche der Pfleglinge und schmerzliche Abschiedsszenen. Falls tatsächlich drei Busse da sind und nicht einer derweil die 25 Leidensgenossinnen aus der Anstalt Hub in Baden abholt, haben die 64 Weinsberger Patientinnen viel Platz in den Fahrgasträumen. Singen sie wirklich unterwegs, wie manche der »Pflegerinnen« später vor Gericht zu Protokoll geben? Ich stelle mir Minna Z. vor, eine Mecklenburgerin, evangelisch, Jahrgang 93, die später noch in Hadamar und Bernburg töten half und dafür dreieinhalb Jahre Zuchthaus erhielt. Welche Lieder ließ sie anstimmen?

Die Landschaft ist während dieser gespenstischen Fahrt wohl nicht zu sehen. Oder sind Gucklöcher in die Scheiben gekratzt? Läßt der sommerliche Sonnenstand die Himmelsrichtung erkennen? Heilbronn – Stuttgart – Reutlingen – Honauer Steige – Lautertal bis zum Gestüt Marbach, das ist die Wegstrecke, 120 Kilometer ungefähr, etwas mehr als zwei Stunden Fahrzeit. Oder werden die Städte, Emmas Geburtsstadt, der Wohnort ihrer Schwiegerfamilie von dem auffälligen Konvoi umfahren? Albbauern sollen in der Heuernte innegehalten und die Strohhüte abgenommen haben.

In Weinsberg werden währenddessen schon handschriftlich die Abgänge des Tages ins Patientenhauptbuch eingetragen: 64 Patientinnen mit der laufenden Nummer 3823 bis 3886 in alphabetischer Reihenfolge. Eine zweite laufende Nummer zählt nur die Abgänge des Jahres 1940 (162 bis 225). Emma Dapp ist Nr. 3828 bzw. 167. Wie sie sind oder waren 21 der Frauen verheiratet, die übrigen zwei Drittel ledig. 62 sind evangelisch, zwei Katholikinnen. Alle stammen aus Württemberg, zumeist aus dem Unterland. Bei sämtlichen Einträgen steht in der Spalte »Wohin abgegangen?« der lakonische Vermerk »Unbekannt«, und daneben »ungeheilt entlassen«.

Auch ein einzelnes Abgangsblatt wird für jede Patientin auf rosa Papier angelegt, das zusätzlich die Diagnose enthält. »Angeborener Schwachsinn N. 1a« steht diesmal auf Emmas Blatt, während es acht Jahre zuvor nur »Psychopathie« hieß.

Nun ist es Mittag. Der »gemeinnützige« Krankentransport ist auf der Alb angekommen. Beim Gestütsgasthof Marbach biegt er nach links ab. Hier, bei der Wirtin Pauline E., kehren abends die Angestellten vom nahen Grafeneck ein, betrinken sich oft und brüsten sich dann gelegentlich mit ihrer sonst streng geheimen Mission. Auch hohe Gäste aus Berlin, die anonym bleiben wollten, hat sie schon beherbergt, so zum Beispiel Professor Heyde.

Nur wenige hundert Meter folgen die Busse dem Dolderbach, dann biegt rechts ein schmaler Weg ab, über eine Bahnlinie. »Betreten wegen Seuchengefahr verboten!« warnt ein Schild. Ein Posten salutiert und öffnet das Tor im Bretterzaun, dann meldet er aus seinem Wachhäuschen telefonisch die Ankunft des Konvois hinauf ins Schloß. Im ersten Gang gehts einen steilen geschotterten Waldweg hoch, die alte Münsinger Straße. Links oben hinterm Schlößchen auf der Wiese könnten die Kranken schon ihre Endstation sehen, allerdings abgeschirmt durch einen drei

Meter hohen Bretterzaun. Als die Busse die Höhe erreicht haben, biegen sie an einem weiteren Schlagbaumposten vorbei scharf links in die Schloßallee ein. Doch vom Schloß trennt sie eben dieses bretterbewehrte Barackengelände, versperrt Weiterfahrt und Schloßblick.

Das Brettertor öffnet sich. Es ist keins der KZ-Tore mit den pathetischen Schmiedeeisen-Inschriften wie »Arbeit macht frei!«. Es will, samt dem drei Meter hohen Zaun, nur Blickschutz sein. Trotzdem sind Astlöcher drin, die ein Lieferant einmal zum verbotenen Einblick nutzen wollte – plötzlich bemerkte er zu seinem jähen Entsetzen, daß er auf verkohlten Menschenknochen stand!

Jetzt ist das Tor offen, die Allee kann ein kleines Stück weiter befahren werden, in einen Barackenhof hinein. Geradeaus, wo sie eigentlich weitergehen müßte aufs Schloß zu, sperrt sich nach siebzig Metern ein weiteres Tor. Während die Busse vorwärts und rückwärts in eine offene Garage rangieren, kommen ein paar Frauen und Männer in medizinischen Kitteln aus der langen Baracke links, um die Patientinnen in Empfang zu nehmen. Schon ist das Tor wieder verschlossen. Beim Aussteigen nehmen die Frauen gleich einen süßlich-brenzligen Geruch wahr, können aber nicht ausmachen, woher er kommt. Rechts, wo weitere Gebäude zu vermuten sind, verstellt nämlich wieder ein hoher Bretterzaun den Blick, und die paar Türen in ihm sind zu. Dahinter sind erst gestern fast hundert Menschen aus Winnental und Hub umgebracht worden; deren Verbrennung kann noch nicht abgeschlossen sein. Doch für lange Überlegungen oder gar Geländeerkundungen bleibt keine Zeit; in barschem Befehlston werden die 64 Frauen in die 68 Meter lange Baracke zur Linken dirigiert. Sie müssen in einen Schlafsaal, in dem hundert sauber überzogene Betten stehen: aha, Schlafplätze sind für uns bereit, dann wird es wohl auch bald etwas zu essen geben, so lautet die beruhigende Botschaft dieser Einrichtung. Doch benutzt werden die Betten nie.

Vor dem erhofften Essen muß anscheinend noch eine Untersuchung sein. Die Krankenschwestern fordern die Gruppe auf, sich auszuziehen. Die Kleider sollen nicht durcheinandergebracht werden, sondern ordentlich zusammengelegt. Wo nötig, helfen die Frauen sich gegenseitig. Auch das persönliche Gepäck wird sorgfältig dazugestellt, damit man es später den Anstalten zurückgeben kann.

Vermutlich ist jetzt nur noch weibliches »Pflege«-Personal da, auch wenn im Bus noch Männer dabei waren. Käthe G. ist darunter, sie wird später, nach 1945, zu drei Jahren und einem Monat verurteilt; außerdem Käthe H.; Änne H., kirchlich geprägt, die gerade von einem Urlaub zurückgekommen ist und ihre Arbeit nur widerwillig wieder aufnimmt. »Schwester« Pauline K. ist dabei, vierzigjährig, die dann wegen Todesspritzen vier Jahre absitzen muß, aber schließlich wieder in der Altenpflege arbeiten wird. Edith K., sie wird nach dem Krieg drei Jahre und vier Monate Haft bekommen. Frieda L., Hilde R., Christel Z. und Oberschwester Hedwig M., so heißen vier weitere »Schwestern«, die in Grafeneck beschäftigt waren. Margot R. ist mit dem Verwaltungsleiter verheiratet. Minna Z. wurde schon bei der Busfahrt erwähnt.

Die Patientinnen – sind eigentlich die 25 Frauen aus dem badischen Hub schon angekommen? – werden mit Nummer aufgerufen; wer sie nicht weiß oder nicht reagiert, bei der wird auf Arm oder Nacken die Nummer abgelesen, die morgens in der Abgabeanstalt mit Tintenstift auf die

Haut geschrieben oder mit Hansaplast aufgeklebt worden war.
Im Raum nebenan wartet die Ärztekommission. Einzeln werden die Patientinnen vorgeführt. Am Tisch sitzt Dr. Ernst Baumhardt, Anfang dreißig, christlich erzogen, Direktor seit März. Auf Schriftstücken tarnt er sich mit dem Pseudonym »Dr. Jäger«. (Baumhardt wird 1941 noch in Hadamar als Euthanasiearzt eingesetzt, meldet sich dann zur Marine und fällt im Krieg.) Neben ihm sein Assistent Dr. Günther Henneke (Pseudonym »Dr. Keller«, ebenfalls gefallen), dazu zwei oder drei Schreibkräfte.
Emma wird dort wie alle andern etwa eine Minute befragt. Nackt, höchstens im Hemd, steht sie vor den Männern. Baumhardt überfliegt ihren Meldebogen und die aus Weinsberg mitgebrachte Krankenakte. Ob sie gearbeitet habe, fragt er, und sie zählt es auf. Ansprechbar ist sie also, stellt er fest. Was sie angibt, reicht ihm aber nicht als Grund, sie nach Weinsberg zurückzuschicken. So etwas kommt nur in den seltensten Fällen vor. Schließlich ist auch Baumhardt einer der Gutachter und fällt den Fernbeurteilungen seiner Kollegen nicht in den Rücken. Er muß nur noch eine einigermaßen wahrscheinlich klingende natürliche Todesursache finden. Fällt ihm Emmas Blässe und Erschöpfung auf? »Chronischer Herzklappenfehler mit eintretender Herzmuskelschwäche« wird hinterher im Beileidbrief stehen. Abgehört hat der Arzt ihr Herz bestimmt nicht mehr. Aber er macht sich eine entsprechende Notiz.
In einem dritten Raum der Baracke geht die Untersuchungsroutine weiter. Emma wird gewogen. Sicher ist sie hungrig, und das notorische Übergewicht der Weinsberger Patienten war mit Beginn der Kriegsrationen gewichen. Je-

mand schaut ihr in den Mund: hat sie Goldzähne? Falls ja, bedeutet das ein Kreuz mehr auf den Rücken, für die Entnahme vor der Kremation. Schließlich wird sie fotografiert: eine Ganzkörperaufnahme, ein Brustbild, ein Kopfprofil. Ganz entstellte Patienten führt Baumhardt sogar seinem Transportführer S. zu, der den Sonderauftrag hat, Filmaufnahmen zu machen, die die Euthanasie rechtfertigen sollen.

Über eine Stunde muß vergangen sein, bis die ganze Frauengruppe nach der Untersuchung wieder beieinander ist. Ich stelle mir vor, daß sie wartend im ersten Saal bei den Betten sitzen. Anziehen ist nicht erlaubt, erst soll noch geduscht werden. Wer will, kann sich einen Soldatenmantel umhängen. Hungrig sind die Frauen; hoffentlich bringt man das Duschen bald hinter sich. Sind ein paar aufsässig? Sie werden schnell durch Spritzen beruhigt, oder schon die Drohung bewirkt dasselbe. Endlich sind auch die letzten gewogen und fotografiert – es kann losgehen.

Im Militärmantel, mehr aus Scham als aus Kälte übergeworfen, gehts hinaus ins helle Mittagslicht der Straße. Dr. Baumhardt ist dabei, und diesmal vor allem männliches Personal. Einer der acht »Pfleger« öffnet die Brettertür zum gegenüberliegenden umzäunten Hofteil. Von hier muß der widerliche Geruch kommen, der die ganze Zeit nie ganz wich. Die Frauen sehen links unter Bäumen eine merkwürdige Baracke – drei Schornsteine hat sie, aber kein Dach.

Ahnt eine von den 89, daß das ihr Krematorium ist, und sagt sie es auch, flüsternd zur Nachbarin oder laut losschreiend? Löst sie damit vielleicht eine Panik aus – die jenen rätselhaften Zwischenfall am 4. Juni zur Folge hatte, der aktenkundig, aber nie ganz aufgeklärt wurde?

In Ausübung ihres Berufs verstarb am Dienstag, 4. Juni 1940, infolge eines Unglücksfalles unsere hochbefähigte, treue Mitarbeiterin

PARTEIGENOSSIN ÄNNE H.

Oberpflegerin der Landes-Pflegeanstalt Grafeneck

Auf ungemein schwerem und verantwortungsreichem Posten stehend, hat sie als leidenschaftliche Nationalsozialistin Ungewöhnliches geleistet.
Uns allen bleibt sie unvergeßlich.

Gemeinnützige Stiftung für Anstaltspflege

So stand es hinterher im Völkischen Beobachter. Was war da geschehen?
Oberschwester Änne, überzeugte Nationalsozialistin aus gut evangelischer Familie, hatte die Woche zuvor Urlaub in Berlin gemacht und war von früheren Kolleginnen wegen der Grafeneck-Gerüchte bestürmt worden. Sie konnte nur auf ihre Schweigepflicht verweisen, deutete aber an, daß es sie sehr belaste, was dort geschehe. Wie sie aber nun an Emmas Todestag ums Leben kam, darüber gibt es mindestens vier Versionen, und niemand will Augenzeuge gewesen sein.
Baumhardts Verlobte gibt an, er habe mit der Pistole einen Leprakranken erschossen, um zu vermeiden, daß Pfleger angesteckt würden. Dabei sei trotz Warnung Schwester Änne in die Schußlinie hinter dem Betreffenden gelaufen und tödlich getroffen worden. Baumhardt habe sich in seiner Bestürzung das Leben nehmen wollen. – Doch wie kommt unter die 89 Frauen aus Weinsberg und Hub ein Leprakranker?
Einer der Standesbeamten behauptet, er sei zum Protokol-

lieren des Vorfalls geholt worden. Baumhardt habe einen ausgebrochenen Geisteskranken, der das Pflegepersonal bedroht habe, erschossen und dabei die vor dem Kranken flüchtende Schwester versehentlich in die Brust getroffen. Er habe Baumhardt wegen fahrlässiger Tötung angezeigt – was allerdings nie aktenkundig wurde.
M., ein Sachbearbeiter in Dr. Stähles Amt, äußerte im Grafeneck-Prozeß eine andere Vermutung: er glaube Baumhardts Angabe nicht, daß ein SS-Mann(!) nach einem fliehenden Kranken geschossen habe und die Pflegerin traf – sie sei absichtlich erschossen worden, weil sie nicht mehr mitmachen wollte! (Das Interesse hinter dieser Version ist durchsichtig: Nichtmitmachen sei eben damals tödlich gewesen.)
Schließlich ein Kraftfahrer, der erst später seinen Grafeneck-Dienst antrat: damals, vor seiner Zeit, solle eine Krankenschwester versehentlich dem Gas zum Opfer gefallen sein. Schwester Änne H., also mit Emma und ihren Leidensgenossinnen in der Gaskammer?
Der Vorfall bleibt dunkel. Sollte es während dieser Hofüberquerung zum Fluchtversuch einer Kranken und zum tödlichen Schußwaffengebrauch des Arztes gekommen sein, so bedeutet das, daß die Tötung der 89 Frauen in heller Aufregung und sicher nicht ohne weitere Gewalt erfolgte. Andererseits, falls Schwester Änne in verzweifelter Entschlossenheit mit in den Duschraum ging, hätte das dazu beitragen können, daß die Frauen sich bis zum Schluß in Sicherheit wiegen konnten. Wurde sie aber gegen ihren Willen – höchstens mit Absicht der Mitarbeiter draußen – in den Duschraum miteingesperrt, dann könnte sie diejenige gewesen sein, die drinnen eine Panik auslöste, noch bevor die anderen Frauen das Gas wahrnahmen.

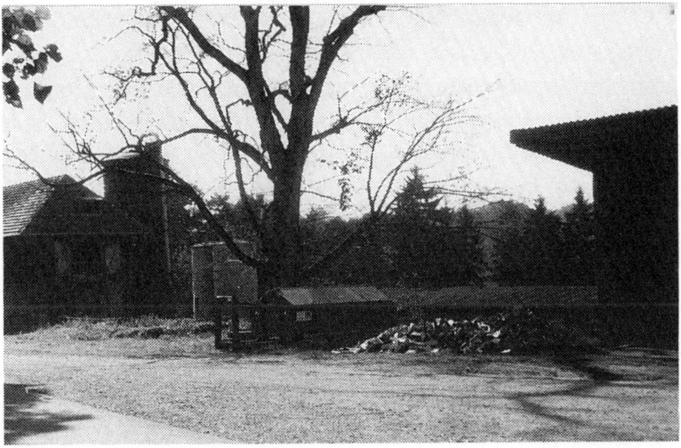

Hier spielen sich die letzten Schritte von Emmas Leben ab: Das Dach am Rand rechts gehört zur heutigen Garage, in deren Vorgängerbau damals die Gekrat-Busse abgestellt wurden. Sie steht auf den Fundamenten des damaligen »Duschraums«, in dem Emma vergast wurde. Diesseits der beiden Silos, jedoch auch rund wie diese, war der Reitstall, der wohl als Leichenhalle diente. Und vorn an der Allee standen die drei Kremationsöfen, in einer Baracke, deren Dach wegen Brandgefahr wieder abgenommen worden war. Der Allee entlang zog sich der hohe Bretterzaun bis zum Tor (etwa am linken Bildrand). Die alten Bäume waren Zeugen der Ermordung von über 10000 Menschen.

Nur noch ein paar Meter. Die große Gruppe staut sich im Eingang der Duschbaracke, die auch nach Erweiterung eigentlich nur 75 Menschen faßt. Die Umhänge bleiben im Vorraum. 89 nackte Frauen, ein letztes Mal nach der Liste abgezählt, drängen sich schließlich aufrecht unter den Brauseköpfen. Der »Desinfektor« Friedel S. verrammelt die Tür. Vielleicht ist, nach einer ihrer Todesversionen, Schwester Änne dabeigeblieben – aus welchem Grund auch immer. Draußen dreht Dr. Baumhardt eigenhändig die Kohlenmonoxidflaschen (Fabrikat Mannesmann, gefüllt von BASF) auf: die Gasanwendung ist Recht und Pflicht des Arztes. Er kann die Wirkung durch ein Guckfenster beobachten, an das er manchmal auch neugierige Besucher läßt.

Drinnen kann nicht unbemerkt bleiben, daß statt des erwarteten Wassers Gas einströmt, auch wenn es nicht stark riecht. Spätestens jetzt bricht Panik aus unter den Frauen. Alle erdenklichen Verhaltensweisen überstürzen sich gleichzeitig: Schreie und Schlagen gegen die Tür – Aneinanderklammern und Kletterversuche – Kotzen und Beten. »Mein Gott, warum ...« Nur eins gibt es nicht: das vorausgesagte unmerkliche Hinüberdämmern. Höchstens bei denen, deren Panik schon vorher mit Injektionen sediert wurde. Aber bald werden auch die andern matt und sinken um, und schließlich ist kein Lebenszeichen mehr zu sehen. Auch Emma, meine Großmutter, ist tot.

Zwanzig Minuten dauern die Gaseinwirkungen. Weitere zwanzig Minuten wird der fensterlose Raum mit Ventilatoren gelüftet, bis das Personal die Türen öffnen darf. Die verkrampften, ineinanderverschlungenen Leichen werden hinausgetragen, vermutlich in den Reitstall, und der »Duschraum« gereinigt, der dennoch seinen abstoßenden Geruch nicht ganz verloren haben dürfte. Manchmal werden ein paar Leichen gleich im »Sezierraum« der Baracke zurückgelassen, um ihre Gehirne für die anatomische Forschung zu entnehmen.

Nun tritt der »Brenner« Sepp O. in Aktion, ein 25jähriger Münchner aus der »Leibstandarte Adolf Hitler«, nach dem Krieg wegen Beihilfe zu 450000fachem Mord zu fünfzehn Zuchthausjahren verurteilt, nach acht Jahren 1956 begnadigt. Die Ölöfen des Krematoriums hat er gezündet. Den Toten, die ein Kreuz auf dem Rücken haben, bricht er die Goldzähne aus. Alle Körper, wohl auch noch die restlichen Winnentaler vom Montag, müssen möglichst bald verbrannt werden. Er hat Zeit bis zum Freitag, an dem 75 Frauen aus Schussenried eintreffen werden.

Die Brennöfen von Sepp O. haben eine herausziehbare »Pfanne«, auf der zwei, allerhöchstens drei Leichen Platz haben. Sechs bis neun kann er also gleichzeitig hineinschieben. Er achtet darauf, daß magere möglichst neben dickeren liegen. Betrunken rühmt er sich, in Grafeneck 20000 Leichen verbrannt zu haben; in Bernburg und Lublin wird er weitermachen.

Die Öfen kühlen nicht ab, die Asche wird nicht zusammengekratzt, sofort kommen die Nächsten dran. Hinterher müssen dann immer noch Knochen von Hand zerklopft werden. Etwa zwei Kilo Asche kommen in eine metallene Urne, dazu eine Schamott-Plakette mit derselben Nummer, die die Patientinnen auf dem Rücken stehen hatten. Auch in den Urnendeckel wird diese fünfstellige Nummer gestanzt, darunter Name, Geburts- und oftmals gefälschtes Sterbedatum.

Grafeneck heute

Im Frühjahr 1988 war ich zweimal in Grafeneck. Dort hinzufahren, kostete mich zuerst einige Überwindung; eine Besichtigung war allerdings schnell ermöglicht, als ich merkte, daß ich den zuständigen Pfarrer kannte.
Wirkt das alte Lustschlößchen über seiner Stützmauer nur auf mich so schaurig? Nein, ein toter weißer Baum vor dem dunklen Tannenhang ruft diesen Eindruck hervor – er erscheint wie ein Mahnmal. Hier war damals der Wachtposten, der nur die siebzig Angestellten dieser ersten Tötungsfabrik des Dritten Reiches passieren ließ, und eben die Busse mit ihren Opfern.
Oben kommen wir zuerst am Friedhof vorbei: hier wurden bei der letzten Gräberöffnung 1962 noch 250 Urnen gefunden. Sie sind wieder versenkt und mit einer Gedenkplatte bedeckt. Gelegentlich müssen an der Friedhofsmauer Naziparolen entfernt werden. Erst seit 1984 steht vor dem Friedhofstor eine Bronzetafel mit ausführlichem Text. Ihre Aufstellung, mit der die Kirche lange zögerte, entlastet von der Aufgabe, zufälligen Besuchern die Vergangenheit Grafenecks zu schildern. Wer sich danach noch näher interessiert, kann das kleine Buch »Wo bringt ihr uns hin?« von Karl Morlok mit detaillierter Beschreibung und Lageplan der Tötungsanstalt kaufen.
Rauch liegt in der Luft. Auf einem Gemüsebeet in Schloßrichtung wird Unkraut verbrannt. Damals wars ein anderer Geruch. Die Schloßallee führt ohne Hinweis durchs Mordgelände, aber mit den Skizzen und alten Fotos kann man sichs rekonstruieren: Krematoriumsplatz, Garage und Vergasungsbaracke sind überbaut, die Untersuchungs-

baracke links ist spurlos von der Kuhweide verschwunden, und auch den Bretterzaun muß sich die Fantasie ausmalen. Er wurde 1941 in anderen KZs und Tötungsanstalten weiterverwendet. Neu auf dem geschichtsträchtigen Gelände ist eine Behindertenwerkstätte.

Die Samariterstiftung hat im Schloß wieder hundert geistig oder psychisch Behinderte untergebracht, wie vor der Enteignung 1939. Einer spricht mich zutraulich an und erzählt, daß er heut abend zehn Mark kriege für seine Arbeit – »isch des net toll?!« Er gehe damit zu Fuß nach Dapfen in die Wirtschaft und komme spät wieder zurück. Seine Zufriedenheit beschämt mich. Solche Leute, die doch wirklich ihren Sinn im Leben haben, wurden damals umgebracht. Ein anderer will fotografiert werden und erkennt mich beim zweiten Besuch wieder. Auch er ist gern hier und wohnt im »Rosenhäusle«, wo die Selbständigeren untergebracht sind. Auf der Allee watscheln Enten und Gänse. Es ist wieder ein Ort zum Leben geworden.

Im Schloß hängen Bilder aus weniger belasteten Geschichtsabschnitten: Stiche des Schlosses früher, ehemalige Heimleiter. Ein Jahr lang hausten hier Verbrecher, die meinten, einen ganz normalen Dienst zu tun. Sie hatten eine Musikkapelle zum Zeitvertreib und hohen Alkoholverbrauch.

Der Pfarrer ist dankbar, als ich ihm eine Gottesdienstvertretung anbiete. Wir vereinbaren Misericordias Domini, den Hirtensonntag. Ich wähle den 23. Psalm vom guten Hirt und guten Wirt.

Als ich wiederkomme, sitzen die Männer in Sonntagskleidern im Speisesaal. Es wird einer der lebhaftesten, fröhlichsten Gottesdienste, obwohl ich bei der Auslegung des Psalms die Geschichte von Grafeneck nicht ausspare. Als

Beispiel erzähle ich von dem Mann, der zufrieden seine selbstverdienten zehn Mark nimmt und weiß, was ein guter Wirt ist. Was ich zum Singen vorschlage, wird – wie die Predigt – lauthals kommentiert; »Jesu geh voran« ist dabei und wirkt hier richtig am Platz. Ich bin froh, auch diese Erinnerung von Grafeneck mitzunehmen.

Der Text der Gedenktafel lautet:
»Grafeneck ist seit 1929 ein Behindertenheim der Samariterstiftung. Dieser Friedhof wurde 1930 für das Heim angelegt. 1939 beschlagnahmten die Nationalsozialisten die Einrichtung. Die Bewohner mußten Grafeneck verlassen, sie fanden zunächst Aufnahme im Kloster Reute bei Bad Waldsee.
In der Nähe des landwirtschaftlichen Gebäudes wurde dann eine Tötungsanstalt zur Durchführung von Hitlers Euthanasie-Programm eingerichtet. Mehr als 10 500 Menschen sind hier von Januar bis Dezember 1940 vergast worden. Die meisten dieser behinderten Frauen, Männer und Kinder kamen aus badischen, bayrischen und württembergischen Heimen und Anstalten. In den beiden großen Gräbern befinden sich 250 Urnen mit Asche von Ermordeten.
1941 wurde das Schloß für die Kinderlandverschickung erneut beschlagnahmt. Nach Kriegsende war es ein Erholungsheim für französische Kinder. 1947 wurde Grafeneck an die Samariterstiftung zurückgegeben. Seither dient der Friedhof seiner ursprünglichen Bestimmung.

Ich weiss, der Herr wird des Elenden Sache und der Armen Recht ausführen. Psalm 140,13.«

Danach

Emmas Körper ist verbrannt. Doch ihr Gepäcknetz hängt noch da, und dann gibt es noch ihre gesamte Krankenakte. Mit teuflisch deutscher Gründlichkeit nimmt sich nun die Verwaltung dieser Dinge an – um Nachfragen beunruhigter Angehöriger zuvorzukommen, aber wohl einfach auch »aus Prinzip«.

Die Papiere wandern ins Schloß, dort ist im Erdgeschoß ein »Sonderstandesamt« eingerichtet, in dem neun Personen arbeiten. Jakob W., im Hauptmannsrang und nach der Erinnerung der Wirtin ständig betrunken, hat es unter sich. Er nennt sich auf Schriftstücken »Haase«. Mit ihm arbeiten als »Trostbriefschreiberinnen« Thea und Freia M., Lina G. und Elise F., als »Standesbeamte« Christian W., Hermann H. (unterzeichnet mit »Lemm«), Gerhard S. (gleich mit drei Pseudonymen: »Zorn«, »Keil« und »Dr. Ott«) und noch als sicherheitsdienstlicher Überwacher Oswald B.

Alle Aktenzeichen aus Grafeneck beginnen mit »A«, die der vier anderen Tötungsanstalten mit B (Bernburg), C (Hartheim), D (Sonnenstein) und E (Hadamar ab 1941). Aber längst wäre es zu auffällig, die mittlerweile 2500 Ermordeten von Grafeneck wie zu Beginn fortlaufend zu zählen. Mitten im Jahr werden neue Sterbebücher begonnen, natürlich auch wieder nicht mit der Nummer 1. Damit nicht zu viele Todesbenachrichtigungen mit demselben Ort und Datum Unruhe verursachen, gibt es seit Mai eine »Absteckabteilung«, die die Sterbedaten und den Trostbriefversand verzögert und schließlich auch die Krankenakten in andere Anstalten verschiebt.

So bringt ein Kurierfahrzeug Emmas Papiere und Habseligkeiten in die erst im Juni eröffnete Tötungsanstalt Sonnenstein oberhalb von Pirna in Sachsen. Dort wird ihr »überraschender« Herztod erst am 21. Juni beurkundet, und von dort aus wird auch der ganze nachfolgende Schriftwechsel erledigt.
Aufgrund dieser Sterbebenachrichtigung war Emmas Familie fast fünf Jahrzehnte der Meinung, sie wäre tatsächlich in Sachsen ermordet worden. Daß es Mord sein mußte, war Helene sofort klar, aber daß er ganz in der Nähe auf der Schwäbischen Alb geschehen war, ahnte keiner der Angehörigen. Das legten zwar schon die gerichtlichen Untersuchungen, die nach dem Krieg stattfanden, nahe, doch diese Untersuchungen wurden von Emmas Angehörigen nicht wahrgenommen.
Ganz auszuschließen ist Emmas Ermordung in Sonnenstein immer noch nicht, denn dort wurden im Juni unter Leitung des ursprünglichen Grafeneck-Arztes Dr. Horst Schumann tatsächlich die ersten zehn Patienten umgebracht – ab Juli dann jeweils über tausend. Doch daß ausgerechnet eine Weinsbergerin aus einem Sammeltransport abgezweigt und tagelang weitab verwahrt und schließlich getötet worden sein soll, das ist extrem unwahrscheinlich. Viel naheliegender ist das auch sonst bekannte Täuschungsmanöver der Absteckabteilung.

Der Brief im Wortlaut:

Landes-Heil- und Pflegeanstalt
Sonnenstein/Sa.

Sonnenstein b. Pirna/Sa.
Schließfach 51
den 22. 6. 1940

O./D. 43
Tgb. Nr. 40
Nr. bei Antwort angeben

Frau Oberin Helene Zeller

Karlsruhe
Erbprinzenstr. 12

Sehr geehrte Frau Oberin Zeller!
Es ist uns eine traurige Pflicht, Ihnen mitteilen zu müssen, daß Ihre Schwester, Frau Emma verw. D a p p geb. Zeller, die vor kurzem auf ministerielle Anordnung gemäß Weisung des Reichsverteidigungskommissars in unsere Anstalt verlegt wurde, am 21. Juni 1940 unerwartet an den Folgen eines chronischen Herzklappenfehlers mit eintretender Herzmuskelschwäche verstorben ist. – Bei der Art ihres lange andauernden Leidens ist ihr Tod nur als eine Erlösung für sie anzusehen. Möge Ihnen dies zum Trost gereichen.
Infolge hier herrschender Seuchengefahr – es befinden sich in der hiesigen Anstalt schwer seuchenkranke Patienten, die aus westlichen Reichsgebieten nach hier verlegt worden sind –, waren wir auf polizeiliche Anordnung hin gezwungen, die Verstorbene sofort einäschern zu lassen.
Sollten Sie den Wunsch haben, die Urne mit den sterblichen Überresten der Heimgegangenen auf einem bestimmten Friedhof beisetzen zu lassen, so bitten wir um Ihre diesbezügliche Mitteilung unter Beifügung einer Einverständniserklärung der betreffenden Friedhofsverwaltung. Die Überführung der Urne wird von uns aus gebührenfrei erfolgen. Sollten wir innerhalb 14 Tagen keine Nachricht von Ihnen erhalten, werden wir die Urne anderweitig beisetzen lassen.
Zwei Sterbeurkunden, die Sie für die Vorlegung bei Behörden sorgfältig aufbewahren wollen, fügen wir bei.

Heil Hitler!
gez. Blume

Datiert wird die Sterbemitteilung samstags, tatsächlich in Pirna abgesandt jedoch nach dem Poststempel erst dienstags. Am Mittwoch, 26. Juni, erfährt Oberin Helene Zeller im Karlsruher Diakonissen-Mutterhaus vom Tod ihrer Schwester; eine Verzögerung von fünf Tagen, die sie entrüstet. Daß es sich um Mord handeln muß, ahnt sie sofort, denn erst tags zuvor hat sich eine ihrer Diakonissen an sie gewandt, nachdem sie aus der Anstalt Lobetal eine Mitteilung über Euthanasie erhalten hatte. Auch daß drei Wochen keine Nachricht aus Weinsberg gekommen war, hatte Helene besorgt gestimmt, doch offenbar hatte sie dort nicht nachgefragt.

Nun, auf die schreckliche Gewißheit hin, nimmt sie vieles gleichzeitig in Angriff. Sofort beantragt sie die Einverständniserklärung des Stuttgarter Friedhofsamts für die Urnenbeisetzung im Familiengrab Zeller auf dem Pragfriedhof. Einen frankierten Eilbriefumschlag legt sie bei, damit Emmas Söhne beim Militär bald Urlaub beantragen können. Sie schlägt den kommenden Montag vor für eine stille Beisetzung »um der Söhne willen«, es wird jedoch Freitag werden.

Die zwei Telegramme an Emmas Söhne gehen wohl erst am Donnerstag ab: Kurt erhält die Nachricht in Aalborg (Dänemark), Eugen im französischen Nancy, von wo aus er sofort heimwärts fährt. Ebenfalls am Donnerstag sucht Helene den badischen Landesbischof Kühlewein auf, der schon in der Woche zuvor das badische Innenministerium etwas zaghaft nach den Euthanasiegerüchten angefragt hatte. Am Samstag wird in Sonnenstein eine Urne mit der angeblichen Asche Emmas nach Stuttgart abgeschickt.

Am Samstag, 29. Juni 1940, findet Helene Zeller Zeit, an eine Lobetaler Diakonisse zu schreiben:

»Schwester E. erzählte mir vor noch nicht 8 Tagen von der Frage, die sie in Ihrem Namen an unseren Herrn Pfarrer richten sollte, ohne zu ahnen, daß das, was sie von dort erzählte, mich aufs tiefste bewegte, war doch meine eigene Schwester, die in einer staatlichen Heilanstalt gewesen war, auch von dort an einen unbekannten Ort verlegt worden & wir waren seit 3 Wochen ohne jede Nachricht von ihr. (Am Mittwoch) ... erhielt ich aus der Heilanstalt Sonnenstein in Sachsen die Todesnachricht meiner Schwester in ganz gleicher Art, wie S. E. von Berlin erzählt hatte ... Meine Schwester war in Weinsberg gewesen, ob dort von den Patienten, die von dort in 2 Gruppen in einer Zwischenzeit von mehreren Wochen weggeholt worden sind, auch noch mehr gestorben sind, habe ich bis jetzt noch nicht erfahren. Meine Schwester war Pfarrerswitwe, immer ein schwieriger Charakter, hat aber drei (!) prächtige Kinder von jetzt 21-25 Jahren, darunter zwei Söhne, die seit Kriegsbeginn im Felde stehen, beide begabte, junge Studenten ... Es ist bitter, wenn zwei Söhne ihr Leben fürs Vaterland in die Schanze schlagen, & daheim wird derweil die Mutter gemordet, auch wenn sie krank war. Unser Landesbischof erzählte mir eine Reihe von Beispielen, die noch härter erscheinen.
Was die armen Menschen durchgemacht haben, ist nicht auszudenken. In Anbetracht dessen erscheint die Tatsache, daß sie jetzt tot sind, fast eine Erlösung. Und das Persönliche will fast davor in den Hintergrund treten, daß man nicht ausdenken kann, wohin unser Volk gerät, wenn die Gelöstheit vom Gottesglauben sich jetzt schon so auswirkt. Was wird unsere Kirche, unsere Diakonie zu erleben haben!«

Riskante Worte, wenn auch die Ambivalenz gegenüber Emma deutlich wird. Die Existenz der Tochter Ruth wird hier völlig verschwiegen.
Am selben Tag schreibt sie auch dem befreundeten Arzt Hans Wildermuth in Winnental, der ihr am 3. Juli unter anderem antwortet:

»Auch hier haben alle Angehörigen dieselben Briefe bekommen, wobei bei einer Kranken als Todesursache Appendizitis angegeben wurde, während der Blinddarm schon vor Jahren entfernt worden war.
Über die Durchführung im Einzelnen weiß ich nichts, halte aber hier Reserve gegenüber Gerüchten unter allen Umständen für angezeigt. Ich persönlich glaube nicht, daß die Kranken irgendwelche Schmerzen aushalten müssen.
Ihren Neffen, denen ich meine aufrichtige Teilnahme zu übermitteln bitte, kann ich nur raten, ihren Vorgesetzten (Kompanieführer usw.) dienstlich Meldung von dem Vorgefallenen zu machen. Hätte ich im Felde Näheres gehört, so hätte ich diesen Weg beschritten, hier ist er mir, z.Z. wenigstens, noch nicht möglich.«

An diesem 3. Juli, eine Woche nach Eintreffen der Todesnachricht, kommt eine Sendung aus Weinsberg mit Eigentum der Verstorbenen in Karlsruhe an. Helene schreibt postwendend:

»Ich bestätige einstweilen den Empfang von einem Korb und 2 Paketen mit einem Teil des Nachlasses meiner verstorbenen Schwester, Frau Pfarrerswitwe Emma Dapp geb. Zeller. In der Hoffnung, daß vielleicht morgen weitere Sendungen eintreffen könnten, möchte ich wohl das weitere abwarten. Da ich es aber für möglich halte, daß ohne weitere Reklamation nichts mehr kommt, so ersuche ich Sie aufs neue, den ganzen Nachlaß meiner Schwester, zu dem noch eine Armbanduhr, 2 Eheringe aus gutem Gold, eine Anzahl Bücher, Handarbeitsmaterial, Schreibmappe und gewiß noch viel wertvolle Sachen (gehören) . . . uns zu schikken. Da wir erfahren haben, daß sie nur ausgerüstet mit einem kleinen Netz abtransportiert worden ist, so nehmen wir an, daß ihr Nachlaß noch ganz in Weinsberg ist. Der Sohn, stud. med. Eugen Dapp, hat sich an die Anstalt Sonnenstein gewandt, um von dort den Nachlaß zu verlangen, der dort sein muß. Er hat dort die Eheringe seiner Eltern, das Gesangbuch seiner Mutter usw. verlangt.

Zugleich hat er von dort verlangt, daß ihm Mitteilung über die letzte Lebenszeit seiner Mutter zugehen möge. Es ist eine harte Sache für einen tapferen Sanitätssoldaten, der pflichtmäßig täglich mit warmem Herzen im Feldlazarett die Aufgabe erfüllt, den Angehörigen der Kameraden, denen er die Augen zudrückt, genauestens Nachricht zu geben über das letzte Stücklein ihres Lebens, letzte Worte und Wünsche. Der arme Junge ist zutiefst erschüttert über das Schicksal seiner Mutter, von dem er ahnt, daß etwas nicht sauber ist. Da ich nun schon von nahezu 2 Dutzend ähnlicher Fälle weiß, könnte ich ihn aufklären, möchte aber diese grauenhafte Aufgabe nicht auf mich nehmen . . .« (Es folgt die bereits zitierte Klage über Frau Dr. Lauenroths Drohung an Emma. Abschließend:)
»Es ist mir eine zitternde Angst, daß meinem Bruder (Karl) dasselbe Los von dort bereitet werden könnte . . . Ich weiß, daß mein Bruder auch ein schwieriger Patient ist, aber ich bitte Sie um Gottes Barmherzigkeit willen, in der meine Schwester jetzt Ruhe gefunden hat, unsrer Familie ein neues Leid zu ersparen.«

Hieraus geht hervor, daß Helene den 21jährigen Eugen nach einer Woche noch nicht offen informiert hat. Sein Brief vom selben Tag nach Sonnenstein ist hier referiert, ansonsten nicht mehr erhalten. Er beanstandet darin, daß infolge der späten Benachrichtigung niemand von den Angehörigen zur Einäscherung habe kommen können. Darauf erhält er folgende verlogene Antwort:

»Sonnenstein, den 5. 7.

Sehr geehrter Herr Dapp!
Auf Ihr Schreiben vom 3. 7. erwidern wir höflich folgendes:
Wie wir Ihrer Frau Tante mit Schreiben vom 22. 6. schon mitteilten, wurde Ihre Frau Mutter auf ministerielle Anordnung in die hiesige Anstalt verlegt. Es handelt sich bei diesen Verlegungen, wie wir Ihnen vertraulich mitteilen wollen, um Maßnahmen der Reichsverteidigung, die nichts andres bezwecken, als eine Räu-

mung von Krankenanstalten im Norden, Westen, Nordwesten und Südwesten des Reichsgebietes. Die frei werdenden Anstalten dienen in erster Linie zur Aufnahme von Kranken und Verwundeten der Front. Infolge der plötzlichen Anordnung der Verlegung... kann die Benachrichtigung der Angehörigen leider nicht immer so prompt erfolgen, wie dies in normalen Zeiten der Fall ist. Vielleicht hat der Transport Ihre liebe entschlafene Mutter aufgeregt und angestrengt, denn sie klagte bereits bei ihrem Eintreffen über Herzbeschwerden, die jedoch keinen Anlaß boten, ernstere Besorgnisse zu hegen. In den ersten Morgenstunden des 21. Juni trat dann aber unerwartet eine schwere Herzaffektion auf. Trotz anstrengendster ärztlicher Bemühungen war es leider nicht möglich, Hilfe zu bringen, und schon nach wenigen Stunden wurde Ihre Frau Mutter infolge eintretender Herzmuskelschwäche durch den Tod erlöst.
Sie dürfen aber versichert sein, daß alles geschehen ist, um Ihrer lieben Heimgegangenen die letzten Stunden leicht zu machen.«
(Es folgt die Rechtfertigung der sofortigen seuchenbedingten Einäscherung – »obwohl Ihre Frau Mutter selbst nicht von einer Seuche befallen war«! Schließlich:)
»Mit gleicher Post geht Ihnen nunmehr auch der Wertnachlaß Ihrer Frau Mutter zu, bestehend aus zwei goldenen Trauringen und einem silbernen Eßbesteck (Eßlöffel, Teelöffel und Gabel). Die andern Kleidungs- und Gebrauchsgegenstände mußten auf polizeiliche Anordnung hin aus den oben bereits erwähnten Gründen vernichtet werden.
Die Urne mit den sterblichen Überresten der Entschlafenen ist von der Friedhofverwaltung Sonnenstein am 29. Juni an den Pragfriedhof, Stuttgart, abgesandt worden.

Heil Hitler! gez. Dr. Blume«

Am Freitag, 5. Juli 1940, findet auf dem Stuttgarter Pragfriedhof eine Trauerfeier für Emma statt. Von den Zeller-Geschwistern nehmen wohl nur Helene und Martha teil. Oder werden auch Karl aus Weinsberg, Margarete aus Schwäbisch Hall geholt? Die drei ehelichen Kinder sind dabei, die 12jährige Ruth aus Beuggen nicht. Ihr Name steht nicht einmal unter der Todesanzeige. Die Reutlinger Dapp-Familie wird erst hinterher brieflich informiert. So ist der Kreis klein. Von den Worten bei der Urnenbeisetzung weiß keiner mehr zu berichten. Auf der Trauerkarte ist die Bibelstelle Jeremia 31, 3 angeführt: »Ich habe dich je und je geliebt, darum habe ich dich zu mir gezogen aus lauter Güte.« Wahrscheinlich wird das »Zellerlied« gesungen:

Hindurch, hindurch mit Freuden!
Das soll die Losung sein.
Hindurch durch alle Leiden,
durch Kreuz und Not und Pein.

Hindurch, hindurch mit Freuden
mit Gottes Helm und Sieg
durch Leiden und durch Streiten
in seinem heilgen Krieg!

Hin durch die öden Strecken
von unsrer Wanderschaft,
durch Klüfte und durch Schrecken
mit seinem starken Schaft!

Hindurch durch das Gestrüppe,
das an uns zerrt und reißt,
und wie die ganze Sippe
von kleinem Jammer heißt!

Und wenn es schwül und traurig
und trostlos allwärts steht
und das Gewölke schaurig
fast bis zur Erde geht:

hindurch mit Adlerflügeln,
mit Danken und Gebet,
hin, wo auf ewgen Hügeln
der Tempel Gottes steht!

Hindurch, hindurch mit Freuden
selbst durch des Todes Nacht,
hin durch die letzten Leiden,
bis daß es heißt: Vollbracht!

Albert Zeller (1804-1877)

Im Zellerschen Familiengrab wird Emmas Urne beigesetzt, die irgendeine Füllung aus Pirna, jedoch nicht ihre Asche enthält. Ihr Name wird auf dem Grabstein von den bisherigen abgesetzt, der der acht Jahre später verstorbenen Margarete dann noch dazwischen eingemeißelt. Das Stuttgarter Grab wurde 1987 aufgegeben und existiert nicht mehr. – An diesem Freitagmorgen ist Helene schon auf dem Oberkirchenrat am Alten Postplatz gewesen, um mit Landesbischof Wurm und Prälat Mayer-List zu sprechen. Sie schreibt darüber drei Tage später ganz offen an den Lobetaler Pastor Paul Gerhard Braune:

»Am letzten Freitag setzten wir die Asche im Elterngrab in Stuttgart bei, & ich benützte die Gelegenheit, mit unsrem H. Landesbischof Wurm zu sprechen. Von ihm erfuhr ich noch einiges, was ich Ihnen auch mitteilen will. Er nannte die Zahl 1500 der Opfer dieser Aktion. In Württ. wurde eine Anstalt der Innern Mission im letzten Jahr enteignet, deren ganz abgelegene Lage für diese Sache geeignet ist. Dort wurde ein extra Krematorium erbaut, das jetzt Tag & Nacht rauche, da die Leute wie Kälberherden von wer weiß woher hier zusammengetrieben werden (eigene Worte unsres Landesbischofs). Er nannte eine ganze Anzahl von Gliedern geistig hochstehender Familien unsres Landes, & wir stellten fest, daß ... durch eine weitgehende Inzucht solcher Familien, die Jahrhunderte lang Geistesarbeiter hervorgebracht haben, die Zahl der Kranken besonders groß ist ... Meine eigene Familie gehört leider dazu in ganz besonderer Weise ... H. Landesbischof riet mir aufs Dringendste meinen Bruder so schnell wie möglich aus der Anstalt zu entfernen.«

Hier hat Helene wohl erstmals von Grafeneck gehört, ohne aber zu ahnen, daß das in Wirklichkeit auch die Endstation ihrer Schwester war! Genau zwei Wochen später schreibt Bischof Wurm seinen bekanntgewordenen Protestbrief an Reichsinnenminister Frick, wohl auch durch diese Unterredung gedrängt. Zu Protokoll gibt er jedoch nicht diese politischen Gesprächsinhalte, sondern andere, praktischere, von denen Helene nichts berichtet:

»Frau Oberin Zeller ... hat heute persönlich mitgeteilt, daß ihre Schwester, Frau Stadtpfarrer Dapp, Witwe, im Juni d. J. gestorben ist. Sie wurde von der Heilanstalt Weinsberg in eine andere Anstalt (in Sachsen) verbracht, in der sie gestorben ist. Frau Pfarrer Dapp hinterläßt 3 eheliche Kinder:
Dora Dapp, geb. 23. Jan. 1915, ausgebildet als Kindergärtnerin ..., zur Zeit in der Knabenanstalt Königsfeld als Erzieherin tätig und wirtschaftlich selbständig.
Kurt Dapp, geb. 3. Oktober 1917, Studierender der Höheren Maschinenbauschule in Eßlingen, zur Zeit Unteroffizier im Wehrdienst.
Eugen Dapp, geb. 4. Mai 1919, zur Zeit Gefreiter im Wehrdienst, wird nach Entlassung ... ein Studium in Tübingen aufnehmen.
Frau Pfarrer Dapp war vor ihrer Entmündigung in Mannheim beruflich tätig und geriet dort infolge ihres krankhaften Zustandes in schlechte Gesellschaft. Die Folge war, daß sie am 17. Juni 1928 ein außereheliches Kind, Ruth Zeller, geboren hat, das jetzt 12 Jahre alt ist und sich in der Anstalt Beuggen befindet. Für dieses Kind muß jährlich ein Betrag von 400 RM bezahlt werden. Die Kosten werden noch für etwa 3 Jahre zu leisten sein. Frau Oberin Zeller ist Vormund dieses Kindes.
Ich habe Frau Oberin Zeller darauf aufmerksam gemacht, daß die beiden Söhne Kurt und Eugen Dapp nach ihrer Entlassung aus dem Wehrdienst bei Wiederaufnahme ihrer Berufsausbildung wieder Kinderzuschlag erhalten können. Außerdem werde der Oberkirchenrat bereit sein, ihnen zur Finanzierung ihrer Stu-

dienkosten nach Maßgabe der vorhandenen Mittel noch eine besondere Beihilfe zu gewähren.
Frau Oberin Zeller sprach die Bitte aus, ob nicht für die Tochter Ruth Zeller angesichts der völligen Vermögenslosigkeit des Kindes und des Wegfalls der Witwenpension der Mutter in bescheidenem Umfang eine Beihilfe aus landeskirchlichen Mitteln gewährt werden könnte... Mein Vorschlag wäre,... eine halbjährliche Waisenbeihilfe von 75 RM zu verwilligen.«

Erlassen wird, daß die bereits ausgezahlten Witwenbezüge für Juli in Höhe von 135,68 RM nicht zurückzuzahlen sind, sondern als Beihilfe an die Hinterbliebenen gelten. Ruth kann laut Revisorat jedoch mit keiner Unterstützung rechnen: die bekommen nur uneheliche Kinder eines Pfarrers, nicht solche seiner Witwe.
Am Samstag, 6. Juli, reist Helene mit Eugen nach Weinsberg. Jooss hat ihr tags zuvor (was sie noch nicht wissen kann) folgendes geschrieben:

»Inzwischen wird wohl das übrige, was hier noch von Ihrer Schwester an Nachlaß vorhanden war, zu Ihnen gelangt sein. Armbanduhr, Ringe, Gesangbuch hatte sie bei sich, auch 10.– RM, die Ihr Bruder ihr mitgegeben hat...
Die Frau Medizinalrätin Lauenroth zugeschriebene Äußerung ist nach deren Angabe nicht gefallen...
Es tut mir leid, daß Sie von uns enttäuscht sind, aber Sie überschätzen unseren Einfluß.«

In Weinsberg geht Helene zunächst zum Gellmersbacher Pfarrer Balz als dem Anstaltsgeistlichen. Der erzählt ihr, daß mittlerweile 275 Weißenhofpatienten in fünf Transporten abgeholt worden seien. Bei den Männern sei die Liste nach dem Alphabet aufgestellt worden, so daß Karl Zeller wohl nur dadurch seinem Schicksal entgangen sei!

Bei den Frauen sei die Auswahl nicht durchsichtig. Helenes nächster Gesprächspartner ist Anstaltsleiter Jooss. Aus ihrem Brief an Braune:

»Wir suchten dann den Direktor auf, mein Neffe . . . war dabei und wehrte sich mannhaft um seine Mutter. Der Direktor war sichtlich erregt & verlegen, er redete sich hinaus, bis ich ganz klar sagte, daß ich weiß, was geht & das Schicksal meiner Schw. als jetzt allein in Gottes Barmherzigkeit ruhend ansehe, während ich für m. Bruder noch tun wollte, was möglich sei. Der Herr sagte mir alle Hilfe zu, betonte aber, daß er, wenn mein Bruder auf der Liste stehe, ehe ich ihn weghole, ihn nicht zu retten vermöge.«

Weitere Themen werden noch Frau Dr. Lauenroths Drohung an Emma und die vermißten Habseligkeiten gewesen sein. Helene geht mit Eugen noch zum Stationsarzt Dr. Fehr:

»Dann besuchten wir den 2. Arzt, der erregt und bewegt war. Mein Neffe hat bei ihm ganz offen darüber gesprochen, daß er nicht verstehe, daß ein Arzt da schweige, wo er lieber seine Existenz aufs Spiel setzen sollte, als dazu zu schweigen. Der Herr sagte uns im Lauf des Gesprächs dreimal: Aber Sie sind doch nicht zum Schweigen verpflichtet! Reden Sie doch! Zum Schluß sagte er freilich: damit habe ich mehr gesagt, als ich sagen darf!«

Abschließend wird Karl aufgesucht. Helene schildert ihn Pastor Braune so:

»Mein Bruder ist ein hochbegabter Mensch, war ein treuer Pfarrer, arbeitet jetzt noch in Verbindung mit Pf. Östreicher in alten Sprachen. Er kann nicht mit Geld umgehen, das er einfach immer in Büchern anlegt, während der äußere Mensch verkommt. Er braucht eine Führung und Autorität, dann ist er gutwillig, herzensgut und fleißig. Ich war nach dem Besuch in Weinsberg mit ihm zusammen & es krampft einem das Herz zusammen, wenn man denkt, einen solchen Menschen wollen sie einfach umbringen. Sehr vielsagend war es, daß der gute Hausmeister der Anstalt zu mir herankam & sagte: Ach Frau Oberin, wollen Sie nicht den H. Pfarrer hier forttun, der kann doch überall sein, z.B. auf einem Bauernhof. Der gute Mann war sichtlich erleichtert, als ich ihm sagte, daß dies der Zweck meines Besuchs sei.«

Es scheint, daß sich Helene am Sonntag noch einmal in Stuttgart aufhält. Sie besucht einen alten Polizeiarzt, Freund ihres Vaters. Er ist fassungslos, als er erfährt, daß der Staat morden läßt. Er rät ihrem Neffen ab, dienstliche Meldung zu machen, das könne schauderhafte Folgen für ihn haben – da könne er geradeso verschwinden.
Das alles erzählt sie Pastor Braune am Montag, 8. Juli, in ihrem Brief aus Karlsruhe, und der antwortet ihr am 15. Juli:

»Wenn ich Ihnen einen Rat geben darf, so ist es der: alle, die da Zorn oder Entsetzen über die Dinge im Herzen tragen, sollten ganz deutlich unter Benennung der Einzelheiten und evtl. Abschrift der Todesnachrichten Protest einlegen bei der Reichskanzlei in Berlin ... Bitte nennen Sie aber niemals meinen Namen, da ich den Herren durch die Verhandlungen bekannt bin. Man wundert sich aber, daß noch keine Beschwerden eingegangen sind ... Der Weg Ihres Neffen, Beschwerde bei der Kompagnie, wird sicher nicht zum Ziel führen, weil er zu weit ist. Er würde auch als Einzelfall keine Rolle spielen.«

Braune teilt ihr seine Urlaubsanschrift in der Nähe von Karlsruhe mit und regt ein Treffen an. Ich weiß nicht, ob es zustandegekommen ist. Ein weiterer Protest Helenes ist mir nicht bekannt. Braune selbst verfaßte eine »Denkschrift« über die Euthanasie und kam deshalb am 12. August für ein Vierteljahr in Haft.

Am Dienstag, 9. Juli, ist Helene schließlich in Ludwigsburg. Auf der Karlshöhe gelingt es ihr, zu vereinbaren, daß ihr Bruder Karl schon am nächsten Tag ins Männer-Altersheim »Salon« aufgenommen wird. Dr. Fehr vom Weißenhof bleibt noch einige Jahre mit ihm in Briefwechsel, wie er 1946 mitteilt. Bis auf zwei Paßbilder gibt es keine Spuren seiner letzten Jahre mehr.
Karl stirbt 1947, Margarete 1948, Helene 1956 und Martha als letzte 1959.

Emmas Kinder

Das weitere Leben von Emmas Kindern sei hier nur kurz noch angedeutet, denn ich kann es nicht behandeln wie etwas Abgeschlossenes. Mein Vater und zwei seiner Geschwister leben und nehmen intensiv und schmerzlich teil an dieser Biografie ihrer Mutter.

Dora lebte bis 1983. Kindergärtnerin war sie in Helenes Seminar in Karlsruhe geworden. Im Krieg arbeitete sie erst in Königsfeld bei der Herrnhuter Brüdergemeine, dann als Lazarettschwester. Ein in den Nachkriegsjahren begonnenes Medizinstudium schloß sie nicht ab. Stattdessen wurde sie von 1953 an Lehrerin für Kinderpflegerinnen in Wilhelmsdorf. 1963 bis 1973 leitete sie die Kinderpflegerinnenschule in Speyer, und nach deren Auflösung unterrichtete sie in Landau Altenpflege. Sie selbst blieb ohne Familie.

Kurt wurde im Krieg schwer verwundet und krank und hatte mit den gesundheitlichen Folgen immer wieder zu kämpfen. In der Nähe von Stuttgart arbeitete er als Gewerbeschulrat und baute sich ein Haus. Doch auch er blieb unverheiratet.

Eugen, mein Vater, wurde Arzt und heiratete 1948. Unweit von Kleingartach übernahm er eine Landpraxis und baute ein Haus, in dem eine Tochter aus erster Ehe der Mutter und vier Söhne aufwuchsen.

Ruth war bereits Mitte zwanzig, als sie sich aus Helenes überfürsorglicher Erziehung löste. Sie arbeitete dann im Gaststättengewerbe. Ihr Sohn kam wie einst sie selbst unehelich zur Welt, was auch eines langen Gewöhnungsprozesses in der Familie bedurfte. Helene war bereits vorher